天津市科普重点项目

医患交流·癌症防治与康复系列丛书

肿瘤介入诊疗
百问百答

名誉主编　郭　志
主　　编　于海鹏
副 主 编　段　峰　邵海波　熊　斌　朱海东
　　　　　李家平　杨武威
编　　委　（按姓氏汉语拼音排序）
　　　　　崔　凯　贾科峰　刘长富　刘　瑞
　　　　　司同国　王剑锋　谢　辉　徐　斌
　　　　　薛耀勤

U0324683

天津出版传媒集团

天津科技翻译出版有限公司

图书在版编目(CIP)数据

肿瘤介入诊疗百问百答 / 于海鹏主编. — 天津:天津科技翻译出版有限公司, 2017.6

(医患交流·癌症防治与康复系列丛书)

ISBN 978-7-5433-3701-5

Ⅰ.①肿… Ⅱ.①于… Ⅲ.①肿瘤–介入性治疗–问题解答 Ⅳ.①R730.59-44

中国版本图书馆 CIP 数据核字(2017)第 112880 号

出　　版:天津科技翻译出版有限公司
出 版 人:刘 庆
地　　址:天津市南开区白堤路 244 号
邮政编码:300192
电　　话:(022)87894896
传　　真:(022)87895650
网　　址:www.tsttpc.com
印　　刷:天津市银博印刷集团有限公司
发　　行:全国新华书店
版本记录:700×960 16 开本 9 印张 90 千字
　　　　　 2017 年 6 月第 1 版　2017 年 6 月第 1 次印刷
　　　　　 定价:22.00 元

(如发现印装问题,可与出版社调换)

丛书编委会名单

名 誉 主 编　王　平　李　强

名誉副主编　赵　强　刘　莉　高　明　郝继辉

　　　　　　张晓亮　黑　静　陈可欣　王长利

丛 书 主 编　张会来

丛 书 编 委　(按姓氏汉语拼音排序)

　　　　　　陈旭升　崔云龙　戴　东　胡元晶

　　　　　　刘　勇　齐立强　宋　拯　宋天强

　　　　　　宋玉华　王　鹏　王　晴　王晟广

　　　　　　杨吉龙　姚　欣　于海鹏　岳　杰

　　　　　　赵　博　赵　军　赵　鹏　赵金坤

　　　　　　郑向前　庄　严　庄洪卿

丛 书 序

　　随着我国社会经济的发展以及老龄化的加速,恶性肿瘤的发病率呈逐年上升的趋势, 已成为严重威胁人民生命与健康的首要疾病。我国肿瘤防控目标是降低发病率,减少死亡率。许多研究表明,肿瘤是可以预防或改善预后的,1/3 的恶性肿瘤可以预防,1/3 通过早期发现、诊断后可以治愈,另外 1/3 通过合理有效的治疗不仅可以改善肿瘤患者的生活质量,也可以使患者的生存期得到延长。但普通公众,一方面对于肿瘤的发生、发展等一般知识缺乏了解,很多人都谈癌色变;另一方面,对肿瘤诊断、治疗的水平的提高认识不足,认为肿瘤就是绝症,因而影响了预防及治疗。因此,提高健康意识、普及肿瘤防治相关科学知识是目前医务工作者和普通公众共同面临的一项艰巨任务。

　　天津医科大学肿瘤医院作为我国规模最大的肿瘤防治研究基地之一,以严谨求实的治学作风培养了一大批医学才俊。这套《医患交流·癌症防治与康复》系列丛书就是由该医院的优秀青年专家以科学研究与临床实践为依据,从普通公众关心的问题出发编写而成。对肺癌、胃癌、结直肠癌、食管癌、乳腺癌、恶性淋巴瘤,以及肝胆胰、妇科、甲状腺等常见肿瘤，从读者的角度、以问答的形式概述了各肿瘤病种的致病因素、临床表现，以及诊断、治疗、康复知识。其目的在于答疑解惑，交流经验，给予指导和建议，提高患者及公众对肿瘤防治的认识，克服恐惧，进而开展有利的预防措施，正确对待肿瘤的治疗方法，接受合理的康复措施。

本套丛书内容客观、全面，语言通俗、生动，科学性、实用性强，不失为医学科普书籍的最大创新亮点与鲜明特色。

郝希山

中 国 工 程 院 院 士
中国抗癌协会理事长

前　言

我国的恶性肿瘤发病率和死亡率居高不下,成为危害人民健康的主要原因,积极探索治疗方法的意义重大。临床实践与研究结果表明,肿瘤的介入治疗,作为与外科、内科治疗并列的一种治疗方法,以微创、高效、低毒为主要特点,在肿瘤综合治疗中发挥积极而重要作用。然而,与介入放射学的兄弟学科(神经、心脏大血管、外周血管)相比,肿瘤介入治疗范围较广,涉及全身多个脏器,且技术方法较多,迄今尚缺乏有关肿瘤介入治疗的专门面对患者的科普图书。本书面向广大患者、普通读者,旨在提供切实有用的信息,提高对肿瘤诊疗的正确认识,助力医患共抗病魔。

本书编者全部是由中国抗癌协会肿瘤介入学专业委员会青年委员会的青年专家学者组成。本书是以肝癌、肺癌、肾癌、骨与软组织肿瘤、妇科肿瘤等病种为导向,用通俗易懂的语言分别讲述了各个疾病对应的介入治疗方法,包括栓塞治疗、物理消融(射频、微波、冷冻消融)、高强度聚焦超声等。在介绍疾病诊疗的基础知识、介入技术的基本原理的同时,结合患者需要,介绍了不同治疗技术的特点、注意事项等。为患者在治疗策略及方法选择上提供依据。希望本书为肿瘤介入治疗患者提供帮助。

于海鹏

2017 年 3 月

目　录

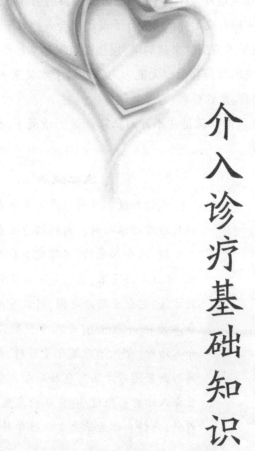

介入诊疗基础知识

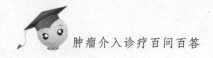

1 什么是介入治疗?

"介入治疗"又称介入放射学,其由诊断和治疗两大部分内容组成,是在X线、CT、MRI、B超等影像设备监视、引导下,应用"非外科手术"方法诊断和治疗疾病。"介入"是以高科技为基础,以治疗的微创性为特征,并列于内、外科的第三大诊疗技术。

介入医学被人们誉为现代医学园地中的一朵美丽奇葩。其诊疗范围大,治疗难度高,在人体中探幽入微,应用很广泛。它借助现代科学技术的最新成果,使临床医生能精确地透视人体,并在先进影像设备的引导下,将导管准确插入人体病变器官实施检查或治疗。它迎合了现代社会人们对于治疗技术创伤轻、痛苦小的要求,使手术范围越来越局限、损伤的组织越来越小。更为重要的是,介入治疗可以解决内科药物治疗无能为力,外科手术又失去机会的许多棘手问题,诸如晚期癌症、血管栓塞、管腔狭窄等。

简单地讲,介入治疗就是在不开刀暴露病灶的情况下,在血管、皮肤上做直径几毫米的微小通道,或经人体原有的管道,在影像设备(血管造影机、透视机、CT、MRI、B超)的引导下对病灶局部进行治疗的微创治疗方法。

"介入放射学"一词由美国放射学家Margulis首次提出。Margulis敏锐地意识

温馨提示

我们知道,外科治疗是靠手术切开暴露病灶后进行治疗的;内科治疗是靠打针吃药来实现。而介入治疗,不像完全打开的那种暴露、开放式的手术,也不是一种靠药物来治疗的方法,它介于两者之间,所以美国医生给它命名为intervention(介入干预的意思),就叫介入治疗。介入治疗是介于外科、内科治疗之间的新兴治疗方法,包括血管内介入和非血管介入治疗。经过30多年的发展,现在已和外科、内科共称为三大支柱性学科。

到在放射领域一个崭新的专业正在形成和发展中，他撰写的题为《介入放射学：一个新的专业》的述评在 1967 年 3 月国际著名的学术刊物《AJR》上发表。在这篇述评中，他把介入放射学定义为在透视引导下进行诊断和治疗的操作技术。文中特别强调，从事介入放射学的医生，需要经过介入操作技术、临床技能的培训，并且要与内科和外科医生密切合作。但是介入放射学(Interventional Radiology) 一词被学术界广泛认可是在 1976 年，美国 MD Anderson Cacncer Center 的 Wallace 教授在《癌症》(Cancer)杂志上，以"Interventional Radiology"为题系统地阐述了介入放射学的概念以后，并于 1979 年在葡萄牙召开的欧洲放射学会第一次介入放射学学术会议上做了专题介绍，此命名才被国际学术界正式认可。

国内学者对"Interventional Radiology"这一名称的翻译也多种多样，如"手术性放射学""干涉性放射学""治疗性放射学""侵入性放射学"等，也有叫"导管治疗学"的，但现在普遍愿意接受"介入放射学"这一名称。我国介入放射学家对这一名称也做了具体的定义。介入放射学是以影像诊断为基础，在医学影像诊断设备(DSA、US、CT、MRI 等)的引导下，对疾病做出独立的诊断和治疗。在临床治疗属性上是微创的手术治疗。

❷ 介入治疗有什么特点？

介入治疗的特点是创伤小、简便、安全、有效、并发症少和明显缩短住院时间。

对于需内科治疗类疾病，介入治疗相对于内科治疗的优点在于：药物可直接作用于病变部位，不仅可以大大提高病变部位药物浓度，还可以大大减少药物用量，减少药物副作用。

对于需外科治疗类疾病，介入治疗的优点

- 它无需开刀暴露病灶，一般只需几毫米的皮肤切口就可完成治疗，表皮损伤小、外表美观。
- 大部分患者只需要局部麻醉而非全身麻醉，从而降低了麻醉的危险性。
- 损伤小、恢复快、效果满意，对身体正常器官的影响小。
- 对于治疗难度大的恶性肿瘤，介入治疗能够尽量把药物局限在病变的部位，而减少对身体和其他器官的副作用。部分肿瘤的介入治疗效果相当于外科切除。

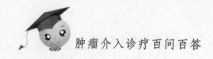

由于以上诸多优点，许多介入治疗方法已成为一些疾病（如肝硬化、肝癌、肺癌、腰椎间盘突出症、动脉瘤、血管畸形、子宫肌瘤等）最主要的治疗方法之一。

3 介入治疗如何分类？

按器械进入病灶的路径分为血管内介入和非血管内介入。

血管内介入是指，使用1~2mm 粗的穿刺针，通过穿刺人体浅表动静脉，进入人体血管系统，医生凭借已掌握的血管解剖知识，在血管造影机的引导下，将导管送到病灶所在的位置，通过导管注射造影剂显示病灶

> **温馨提示**
>
> 此外，还有使用穿刺针直接经过体表穿刺至病灶供血动脉的治疗方法，暂时被我们归类为非血管介入。

血管情况，在血管内对病灶进行治疗的方法，包括动脉栓塞术、血管成形术等。常用的体表穿刺点为股动静脉、桡动脉、锁骨下动静脉、颈动静脉等。

非血管介入是指，没有进入人体血管系统，在影像设备的监测下直接经皮肤穿刺至病灶，或经人体现有的通道进入病灶，对病灶治疗的方法。其包括：经皮穿刺肿瘤活检术、氩氦冷冻消融术、射频消融术、瘤内注药术、椎间盘穿刺减压术、椎间盘穿刺消融术等。

4 介入治疗技术有几种方法？

（1）肝动脉插管治疗栓塞术（TACE）。将导管选择性或超选择性插入到肿瘤供血靶动脉后，以适当的速度注入适量的栓塞剂，使靶动脉闭塞，引起肿瘤组织的缺血坏死。使用抗癌药物或药物微球进行栓塞可起到化疗性栓塞的作用，称之为 TACE。目前最多用于肝癌的治疗，包括肝动脉插管化疗栓塞或肝动脉插管化疗灌注。

肿瘤的生长有赖于肿瘤新生血管的形成。有学者认为，当肿瘤生长至一定

体积(1~2mm³)时,由于缺氧和局部组织 pH 值的下降,肿瘤便会分泌促血管生成因子,加速肿瘤新生血管的形成,以提供肿瘤生长所需的氧和营养成分。TACE 作为临床治疗肝细胞癌(HCC)的重要方法,主要通过栓塞肿瘤的供血动脉,阻断肿瘤的血供,导致肿瘤缺血、缺氧,达到抑制肿瘤生长,促使肿瘤细胞坏死、凋亡的目的。

作为不可切除 HCC 的一种治疗选择,经导管肝动脉化疗栓塞(TACE)自1978 年由日本大阪市立大学医学部的山田(Yamada)教授提出以来,得到了非常广泛的应用,并显示出良好的治疗效果。

HCC 在全球范围内的发病率都很高,其最初最理想的治疗手段也是外科手术切除。但因为 HCC 的早期症状隐匿,大多数患者确诊时已是中晚期,亚洲患者通常还伴有慢性病毒性肝炎或肝硬化(HBV 或 HCV 感染引起),这些都会造成手术切除困难、治愈率低。所以,学者们孜孜不倦地进行了大量研究,为不可切除 HCC 患者谋求生存之道。

1978 年,山田教授总结了自己十余年的肝癌血管造影和化疗灌注实践后发现,在对 HCC 患者进行选择性血管造影和动脉化疗灌注的插管操作过程中,有时会造成肝动脉的意外栓塞。由于肝脏肿瘤的血供几乎 100%来源于肝动脉,肝动脉栓塞后导致肿瘤血供中断或减少,随后肿瘤发生坏死、缩小,但是患者并未发生任何并发症或不良反应。此偶然事件激发了山田教授的灵感,TACE 治疗 HCC 患者的想法油然而生。之后,他在治疗多例罹患各种恶性肿瘤的患者时运用了 TACE,获得了良好疗效。TACE 治疗 HCC 的想法最终变成现实,并被全世界学者广泛运用到临床实践中。

适应证:适用于原发性或转移性肝癌、肝癌术后复发(肝功能 Child 分级为A、B 级)、肝血管瘤、肾癌、盆腔肿瘤等的治疗,以及鼻咽癌、肺癌、消化道、盆腔肿瘤大出血时的栓塞止血等。

禁忌证:WBC<3×10⁹/L、肝肾功能严重不全、严重的出血倾向、碘过敏、严重的高血压、心脏病及糖尿病未得到有效控制的患者。肝癌时出现严重黄疸、门静脉主干完全栓塞、严重腹水等,不适宜行肝动脉栓塞。

采用 Seldinger 法经皮动脉穿刺,利用短导丝置入导管鞘,然后在 X 线透

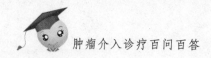
视下进行插管操作。将导管选择性插入肿瘤供血动脉后进行动脉造影,了解供血动脉和肿瘤血管的分布情况。经导管灌注化疗药物或栓塞药物。常用化疗药物有 MMC、DDP(或卡铂)、THP(或 ADR、EADR)、5-FU、BLM、VDL(或 VDS),动脉栓塞疗法中应用较为广泛的栓塞剂为碘化油乳剂、吸收性明胶海绵、弹簧栓子、药物微球等。多联合用 2 种或 3 种药物一次性大剂量灌注,3~4 周重复一次。治疗结束后,拔管、穿刺部位压迫止血,一般穿刺侧肢体制动 6~8 小时,平卧 12 小时,以防穿刺部位出血和血肿形成。

治疗特点:由于经肿瘤供血动脉直接注射化疗药物,比全身静脉给药浓度大(局部给药约大于全身给药、注射药物及栓塞剂浓度的 200 倍以上)、效果好、疗效快、副反应轻微。

(2) 经皮肝穿刺胆道引流术(PTCD)。在 X 线或 B 超引导下,利用特制穿刺针经皮穿入肝内胆管,再将造影剂直接注入胆道而使肝内外胆管迅速显影,同时通过造影管行胆道引流。

PTCD 的意义

- PTCD 可以减压、减黄、缓解症状,改善全身情况,进行择期手术,增加手术安全性,减少并发症,降低死亡率。对老年患者,以及体衰、全身情况差、重要脏器功能不全和重度休克者,尤为适宜。
- 可经引流管冲洗,滴注抗生素,可进行多次造影。
- 通过留置导管可以灌注复方桔油乳剂等进行溶石治疗,亦可进行化疗、放疗、细胞学检查、经窦道纤胆镜取石。

(3) 消融治疗。消融治疗是指采用物理方法直接损毁肿瘤的局部治疗技术,包括射频、冷冻、微波、激光、高能聚焦超声、局部注射(无水乙醇、热盐水或热蒸馏水)、不可逆电穿孔等消融治疗技术。治疗途径包括经皮、腹腔镜和开腹手术。由于消融治疗目标明确,降低肿瘤负荷确切,对正常组织不产生明确毒副反应,是类似于外科手术切除效果的治疗方法。因此有人甚至把肿瘤消融称为不需要动刀的"刀",如射频刀、氩氦刀、化学刀、激光刀、海扶刀等。

消融治疗的特点

- 直接作用于肿瘤,具有高效快速的优势。
- 治疗范围局限于肿瘤及其周围组织,对机体影响小,可以重复应用。

- 各种治疗使靶区肿瘤组织发生凝固性坏死而直接杀灭肿瘤细胞。
- 影响肿瘤细胞质膜的相变及流动性,从而影响细胞膜的各种功能。
- 增加肿瘤细胞内溶酶体酶的活性,影响多种细胞器,尤其是线粒体的正常功能。
- 高温使肿瘤周围的血管组织凝固,形成反应带,从而减少或阻断肿瘤血供,防止肿瘤扩散。
- 在肿瘤细胞发生凝固性坏死过程中,细胞膜等部位抗原暴露或肿瘤细胞免疫表型变化,可刺激机体产生特异性抗体而杀灭或抑制肿瘤生长或扩散,即所谓的"内源性瘤苗"作用。
- 导致肿瘤细胞发生凋亡。

目前临床实践中最常用的肿瘤消融方式主要分为两大类:物理性消融和化学性消融。

物理性消融:此种治疗是用温度产生的能量破坏肿瘤,包括热消融治疗和冷冻消融治疗。热消融治疗是通过设备及器械以不同原理产生热能,经热化效应加热组织,热能的累积超过细胞的耐受而使细胞内的蛋白质变性、脂质层溶解、细胞膜被破坏、组织细胞凝固性坏死。当热量达到80℃~90℃时,可有效地快速杀死局部肿瘤细胞,同时可使肿瘤周围的血管组织凝固形成一个反应带,使之不能继续向肿瘤供血并有利于防止肿瘤转移,如射频、激光、微波、超声聚焦等。冷冻消融治疗是经过低温、冷冻、热融三个过程使肿瘤细胞内冰晶形成,引发膨胀变形、细胞脱水、细胞膜结构改变等破坏肿瘤,如液氮直接冷冻、氩氦冷冻等。

化学性消融:是以公认的化学药物直接注入肿瘤内部,使肿瘤及周围局部组织细胞脱水、细胞内蛋白凝固、坏死、崩解,同时肿瘤内的血管内血栓形成,进一步促使肿瘤细胞的坏死及坏死灶的纤维化,诱导肿瘤凝固坏死,从而达到灭活肿瘤病灶而使肿瘤消融,如无水乙醇、冰醋酸、盐酸等。

消融治疗在近十余年发展迅猛,已经成为介入治疗中的主要治疗手段之一。而且由于其疗效确切,特别是在直径较小的肿瘤治疗方面,消融治疗的疗效与手术切除相近,因此被认为是根治性治疗手段之一。

(4)放射性粒子组织内照射治疗方法。放射性粒子组织间永久植入治疗肿

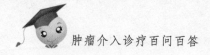

瘤是指通过影像学引导技术(超声、CT)将具有放射性的核素直接植入到肿瘤靶体积内或肿瘤周围,通过放射性核素持续释放射线对肿瘤细胞进行杀伤,达到治疗肿瘤的目的。

目前应用最早也是最为广泛的是 ^{125}I 粒子组织内照射治疗。在 1909 年,居里夫人领导的法国巴黎镭放射生物实验室就利用导管将带有包壳的镭置入前列腺, 完成了第一例近距离治疗恶性前列腺癌。但早期技术由于剂量掌握不当,会造成患者直肠严重损伤,所以运用并不广泛。直到 1931 年,瑞典研究人员提出了近距离治疗的概念,并发明了剂量表格计算方法,才降低了并发症风险。20 世纪 70 年代,美国纽约纪念医院开创了经耻骨后组织间碘粒子种植治疗前列腺癌的先河,形成了今天前列腺癌近距离治疗的基础。放射性粒子植入治疗早期前列腺癌在美国等国家已成为标准治疗手段, 在国内其治疗理念也渐渐得到认可。目前国内粒子植入治疗应用较多的恶性肿瘤包括:前列腺癌、脑肿瘤、肺癌、头颈部肿瘤、胰腺癌、肝癌、肾及肾上腺肿瘤以及眶内肿瘤(恶性黑色素瘤、视网膜母细胞瘤等)、软组织肿瘤等。

放射性粒子组织内照射治疗的适应证

- 经病理诊断的恶性实体肿瘤。
- 局部进展期肿瘤,用粒子植入需结合外照射等综合治疗措施。
- 局部进展难以用局部治疗方法控制或有远位转移晚期肿瘤, 但因局部病灶引起严重症状者,为达到姑息治疗目的,也可行粒子植入治疗。

放射性粒子组织内照射治疗有如下特点。

放射治疗分为传统的外照射和组织间照射。传统的外照射因放射野大、正常组织耐受量低,其疗效常受到一定的限制。放射性粒子是组织内照射,是将放射性粒子按肿瘤大小、形态植入肿瘤内或受肿瘤侵犯的组织中,通过放射性粒子发出持续、短距离的放射线,使肿瘤组织遭受最大程度的杀伤,而正常组织不受损伤或仅有微小损伤,最终达到治疗目的。作为传统外照射放疗及化疗的一种补充治疗手段,放射性粒子组织内照射治疗恶性肿瘤具有近期疗效好、副作用小、安全性高的特点。

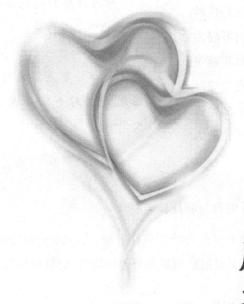

肝癌的介入诊疗

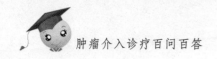

1 原发性肝癌目前的发病情况如何？

原发性肝癌是我国常见的恶性肿瘤,居男性恶性肿瘤第三位,女性恶性肿瘤第四位,而死亡率居恶性肿瘤的第二位。我国的肝癌发病率呈上升趋势,每年新发患者数约 31 万,占全球肝癌新发患者数的 50% 以上,而每年因肝癌死亡的人数约 12 万。

> **温馨提示**
>
> 罹患肝癌的高危险人群以 35~65 岁的中年人为主,尤其以男性患者较多,是女性患者的 2~4 倍。这些患者大部分都是家庭的经济支柱,因此,肝癌对个人、家庭及社会有很大影响。

2 原发性肝癌分为哪几种类型？

从病理组织学上可分为肝细胞性肝癌(占 95%)、胆管细胞性肝癌和两者混合型肝癌。临床上根据肿瘤形态分为巨块型、结节型和弥漫型。

3 原发性肝癌的发病原因有哪些？

(1) 病毒性肝炎。与肝癌有关的肝炎病毒主要为乙型和丙型肝炎病毒(HBV、HCV)。

(2)黄曲霉毒素。由于南方的气候条件,黄曲霉毒素污染较为普遍,高污染区肝癌的发病率、死亡率显著增高。

(3)饮水污染。一些化学物质(亚硝酸盐、二乙基亚硝胺、淡水藻毒素等)具有致癌作用。

4 原发性肝癌的症状有哪些？

(1)肝区疼痛是肝癌最常见的症状。

(2)食欲差是肝癌常见的消化道症状,可伴腹胀、恶心、呕吐或腹泻。

(3)乏力、消瘦是肝癌常见的全身症状。

(4)腹部包块,系明显增大的癌结节所致。

(5)发热,由肿瘤坏死、合并感染或代谢产物所引起。

(6)黄疸、出血倾向、右肩痛等。

(7)腹水。

5 原发性肝癌的治疗手段有哪些?

(1)外科治疗:手术切除、肝移植。

(2)肝动脉化疗栓塞(TACE)。

(3)局部物理治疗:海扶刀、射频、微波、氩氦刀、局部无水乙醇注射。

(4)放疗:γ刀、三维适形放疗、调强放疗。

(5)生物免疫治疗。

(6)中医中药治疗。

(7)化疗。

6 如何制订原发性肝癌的治疗方案?

要根据具体病情采取各种不同治疗方法的综合治疗,主要根据以下几个方面的因素来制订治疗方案。

(1)肝功能基本情况。

(2)肝脏肿瘤大小、位置、血供。

(3)肿瘤是否转移,是否侵犯血管、周围器官。

(4)门静脉主干有无癌栓。

7 原发性肝癌的预后如何?

肝癌患者的预后直接与确诊时的肿瘤分期有关,早期肝癌患者临床治愈率较高,5年生存率可达60%左右。但是由于早期症状不明显,导致大多数患者就诊较晚,在确诊时往往已属中晚期,只有10%~30%患者能接受根治性治疗,导致整体预后很差,一般平均存活时间只有6个月左右。

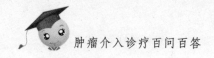

8 怎样定义早期肝癌?

早期肝癌的定义,目前国际上主要采用米兰标准:单个肿瘤直径≤5cm 或多发肿瘤少于 3 个且最大直径≤3cm,无大血管浸润,无淋巴结或肝外转移。

9 怎样早期发现原发性肝癌?

由于我国肝癌的发病主要与肝炎、肝硬化相关,因此,对于高危人群(包括乙型肝炎、丙型肝炎、肝硬化患者)来讲,要定期(一般半年)检查肝功能、腹部 B 超、甲胎蛋白(AFP)。一旦发现异常,要做进一步检查(增强 CT、MRI、超声引导下穿刺活检)以明确判断。这样通常能够发现小肝癌(直径≤3cm),争取治疗时间,从而能够提高肝癌的整体治疗效果。

10 肝癌是怎么发展来的?

说到肝癌,不能不说的就是肝炎。中国是肝炎大国,人群中平均每 10 个人就可能有一个人患有乙型肝炎。肝炎会发展到肝硬化,再由肝硬化发展到肝癌。这就是人们熟知并闻之色变的肝癌三部曲:肝炎→肝硬化→肝癌。

温馨提示

肝癌是世界上最常见的恶性肿瘤之一,其发病率仅次于胃癌、食管癌,位居第三位。全世界每年肝癌新发病例 30 万至 100 万例,年死亡约 26 万,其中我国占 42.5%。当前我国预防的重点是控制肝癌的发病率,降低肝癌死亡率。

11 乙型肝炎是否具有传染性?

答案是肯定的。乙型肝炎传播的途径主要是通过血液和性接触。

12 **是否只有乙型肝炎可以转化成肝癌？**

不仅是乙型肝炎可以转化成肝癌，而且丙型肝炎也可以转化成肝硬化，再转化为肝癌。

13 **丙型肝炎是否具有传染性呢？怎么传播的？**

丙型肝炎也具有传染性，它的主要传染途径是通过血液传播。

14 **什么是肝癌三部曲？**

肝炎→肝硬化→肝癌，这是典型的肝癌三部曲。作为中间环节，肝硬化使肝脏从肝炎开始的可逆性损伤，逐渐转变为不可逆性损伤（如肝细胞坏死、再生、纤维化和肝内血管增殖、循环紊乱等）。进而，如果肝损伤继续发展下去，就会形成我们在影像上可以检测到的肝硬化结节，肝硬化结节再继续发展，就可转变为早期的肝癌结节，最后发展到了严重的肝癌晚期阶段。

15 **肝硬化在还没有发展为肝癌期间是否安全呢？**

不是的。肝硬化使肝脏损伤从可逆性逐渐演变成不可逆性，接下来就会发生肝脏纤维化、硬化，肝脏就会发生一些组织学到血流动力学的改变。在这个阶段很多患者就会出现肝硬化的一些临床表现。常见的临床表现有门静脉高压、腹水、消化道出血等，每一项都可能会危及生命。所以，很多肝病患者，最后都死于肝硬化所引起的并发症，而不是一定死于肝癌。

16 **从肝硬化发展到肝癌一般需要多长时间？**

从肝硬化结节发展到肝癌结节，即从肝硬化阶段发展到肝癌阶段，是需要一定时间的。具体时间的长短与许多因素有关。一般来说，肝癌发生的危险性与肝硬化的严重程度是一致的，病毒相关性肝硬化（即肝炎引起的肝硬化）每年进展到肝癌的发生率约为3%，但存在明显的地域差异。欧洲发生率为1.5%~2%，亚洲发生率为3%~8%。而且还与其他很多因素有关，比如：是否乙

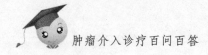

型肝炎患者同时感染黄曲霉毒素，丙型肝炎患者是否合并饮酒及铁代谢障碍等，并没有一个具体的时间。临床上我们经常可以遇到，有些肝硬化患者，由于配合医生医治，病情控制得比较好，甚至二三十年都停留在肝硬化阶段。

17 肝癌患者的肝脏和健康者的肝脏有什么不一样？

这个问题，大家看下面这几个图片就清楚了。其中图 a 为正常的肝脏，图 b 为肝硬化的肝脏，图 c、图 d 为肝癌患者的肝脏。

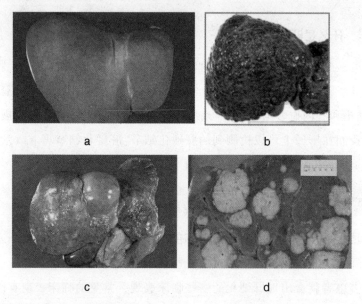

a   b

c   d

18 得了肝癌怎样治疗呢？

临床上大部分患者被确诊为肝癌时，已失去了外科手术的机会。在受不良广告的欺骗和急病乱投医的心态中，不少患者走了弯路，花了很多冤枉钱，却没有找到正确的治疗方法。其实，目前肝癌的治疗方案已经比较规范化，什么时期做什么治疗都有明确的规定。比如国际上通用的巴塞罗那分期，它推荐早期肝癌的治疗方法主要有肝移植、外科切除、射频消融。治愈率可达30%，5 年生存率可达到 50%~70%。中晚期患者首选的治疗方法就是经肝动脉化疗栓塞术，也就是常说的介入治疗。临床上很多中晚期患者在介入治疗后三年的生存率也是挺高的。

19 为什么临床很多肝癌患者一发现就是中晚期呢?

在临床上,早期就能发现的患者只占很少一部分。很多患者发现时,肝癌已发展到了中晚期。这是因为,肝癌患者在早期时,往往没有什么明显的临床症状,它不像阑尾炎、胆囊炎那样有很明显的疼痛临床症状,所以,在及时就医方面的概率就大大降低,也让很多患者错过了最佳的治疗时机。

20 肝癌患者都有哪些临床表现呢?

肝癌患者一般起病隐匿,早期缺乏典型症状。早期肝癌多数都是在体检过程中,经超声发现肝内占位,进一步检查才确诊的。这部分患者因无任何症状和体征,所以又称为亚临床肝癌。自行就诊的患者多属中晚期,常伴有肝区疼痛、食欲减退、乏力、消瘦等症状。

21 除了外科切除还有哪些治疗肝癌的方法呢?

除了外科切除,微创介入治疗是现在公认的非外科治疗肝癌的首选方法。因其疗效确切、创伤小、恢复快、副作用小,而广受患者及医生的推崇。

温馨提示

在国际肝癌治疗指南规范中,不能外科手术切除的肝癌,大部分治疗方案都是单独介入治疗或与介入治疗相联合。

22 什么是肝癌微创介入治疗呢?

微创介入治疗,就是针对肿瘤的供血动脉,或将抗癌药物注射到肿瘤区,直接杀死癌细胞或栓塞肿瘤供血动脉,阻断肿瘤的营养供应,使瘤体体积缩小;或施行双介入,将抗癌药物和栓塞剂有机结合在一起注入肿瘤供血动脉,

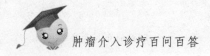
既阻断供血,同时药物停留于肿瘤区起到局部化疗、杀死肿瘤组织的作用。

温馨提示

目前,常用的有经血管途径(如经肝动脉栓塞化疗)和经皮肝穿刺途径(如经皮肝穿刺肿瘤射频消融治疗及瘤内无水乙醇注射等治疗)。实践证明,选择适当的介入治疗方法可延长中晚期肝癌患者生命,减轻其痛苦。部分患者经治疗后可行Ⅱ期手术切除,小肝癌患者可获临床治愈。

23 临床上常说的介入治疗指的是什么?

临床上常说的介入治疗指的是经肝动脉化疗栓塞术,即 TACE。它是目前临床应用最多的治疗方法。由于肝癌患者具有血供丰富,而且血供单一的特殊性,通过肿瘤供血血管注入化疗药物的同时做栓塞治疗,直接把化疗药物灌注到肿瘤内,杀伤肿瘤细胞的同时还可以把肿瘤血管闭塞。这种情况下,就可以使肿瘤的血管萎缩,令肿瘤没有营养来源,达到治疗的目的。从这个角度上对肝癌患者来说是非常合理的。经血管肝癌的介入治疗临床常应用于中晚期肝癌患者;肿瘤靠近大血管无法手术患者、年龄大不能耐受手术者。肝癌术前行 TACE 术,有利于降低肝癌术后复发率。

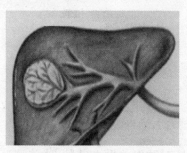

24 TACE 是如何具体操作的?

其具体操作是,在 X 线影像引导下,局部麻醉后从外周动脉(通常为大腿根部)插入直径约1.5mm的微细导管至肝脏肿瘤供养动脉,直接注入抗肿瘤药物,然后堵塞肿瘤的血管,使肿瘤遭受化学毒性和缺血/缺氧双重打击。这种治疗方法对正常组织影响很小。另外,术后抗癌药物经肝脏缓慢释放至体循环血液,具有持续低剂量化疗效应。

25 介入术中、术后痛苦大不大?

因为是局部麻醉,所以在整个手术过程中,患者都是清醒的,可以随时和手术医生交流,一般来说没有什么痛苦。术后只会在大腿根部留下针眼大的创口,无需缝合。一般6~8小时后可下床活动。

26 介入术中也用化疗药物,会不会像一般癌症化疗那样痛苦?

不会的。因为介入术中是直接将化疗药物注入肿瘤供血血管内,几乎不会损伤到正常的肝细胞。所以不会出现临床上一般化疗后的疼痛、脱发等反应。

27 介入术前用做什么特殊的准备吗?

没有什么特殊的准备。与常规的术前一样,即6小时禁食、禁水,以及手术部位的备皮等。

28 介入术后会出现什么反应?如何预防?

一般来说,大部分患者术后没有什么反应。但也有少数患者会出现疼痛、恶心、呕吐、发烧等症状。这主要与栓塞的部位、栓塞的药量及肺病坏死情况有关。不过这些症状多数都会在三四天内消失。

29 介入对人体是否损伤很大?

介入对人体损伤很小,一般术后可能会出现轻度的肝功能异常,主要是转氨酶升高,但是几天后就会降至正常值。

30 每个人最多能做几次介入?

没有明确的次数限制,主要取决于病情还有患者肝功能情况。因介入创伤

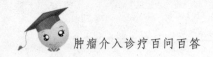

小,所以可重复操作。临床上有些患者一般只做两三次,但也有做了一二十次的,这主要取决于病情需要。

31 患者在饮食上或其他方面还有什么需要注意的?

按正常饮食即可。对于肝癌的治疗及用药,现在国际上都是有标准可行的,所以一定遵医嘱服药,医院开的什么药就服什么药。切不可胡乱相信广告,乱买补品及虚假抗癌药品。

32 怎么预防肝癌呢?

我们了解到肝癌患者的三部曲"肝炎→肝硬化→肝癌",那么预防首先就得从肝炎入手。肝炎患者患上肝癌的风险要比正常人群高,尤其是乙型肝炎、丙型肝炎患者。一般来讲,肝癌的发生是经过多因素共同作用、多阶段发展的过程。对于乙型肝炎患者来讲,如果肝炎反复发作,迁延不愈,则可能进一步发生肝硬化;如果再受到以下致癌因素的作用,如大量饮酒,进一步加重肝脏损害,则很容易导致肝癌的发生。

> **温馨提示**
>
> 预防肝癌首先从预防肝炎开始。当确诊得了肝炎后,必须积极配合医院及医生进行治疗。

33 既然肝炎患者容易发展到肝癌,那么需要多长时间复查一次呢?

肝炎患者是肝癌的高发人群,但并不是所有的肝炎患者都会发展到肝癌。很多患者可能一辈子都只停留在肝炎阶段,所以积极治疗肝炎是根本。肝炎的治疗中最重要的一项就是抗病毒治疗,但究竟选用何种抗病毒药物,具体还需要到正规的医院经医生检查后才能确定。至于复查,也是因病情而异。

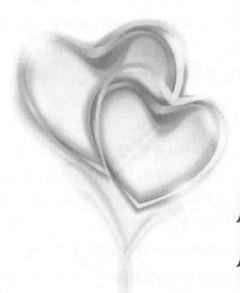

胰腺癌的介入诊疗

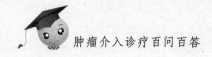
1 胰腺癌目前的发病情况如何？

胰腺癌是预后最差的肿瘤之一，其发病率却不断上升。资料显示，近30年来发病率已上升了7倍。在我国，胰腺癌的发病率男女均为第七位，死亡率男女均为第六位。胰腺癌发病年龄在40岁以上者占80%，男性多见，75岁以上男性发病率是普通人群的8~9倍，25岁以下者极少。癌肿多发于胰头部位，占70%~80%。胰腺癌可呈多中心播散，早期诊断困难，大多数患者出现症状时已出现转移或血管侵犯，丧失了手术机会。

2 胰腺癌的发病原因是什么？

对胰腺癌的病因还不十分清楚，目前认为与吸烟、遗传、不良的饮食生活习惯、糖尿病、胰腺炎以及致癌物质(如亚硝胺)等因素有关。

3 胰腺癌有什么症状？

(1)上腹部不适及隐痛系胰腺癌最常见的首发症状。

(2)全身皮肤黄染，也就是常说的黄疸。

(3)持续性腰背部痛。

(4)上腹饱胀、胀气、食欲缺乏、全身乏力、消瘦等症状。

4 为什么胰腺癌患者会有腰背部的疼痛？

由于胰腺的位置特殊，胰腺肿瘤常侵犯腹腔神经丛，可出现持续性腰背部痛，严重影响患者生存质量。

5 为什么胰腺癌患者会有比较严重的黄疸？

黄疸主要见于胰头癌的患者。由于肿瘤不断长大，压迫了胆道，导致胆汁无法排除，因此出现比较严重的黄疸。

6 为什么胰腺癌患者会有比较严重的消瘦？

（1）胰腺是人体重要的消化器官。发生肿瘤会影响胰液的分泌，从而导致食物的营养无法正常吸收。

（2）胰头部的肿瘤压迫胆管，影响胆汁的分泌和肝脏功能，也影响营养物质的吸收和利用。

（3）长大的肿瘤挤压周围的胃肠道，影响进食。

（4）肿瘤本身消耗较大。

（5）胰腺癌患者腹痛和腰背部疼痛剧烈，影响患者精神和休息。

7 如何早期诊断胰腺癌？

由于胰腺癌早期缺乏特异性症状，常表现为上腹部不适、腹痛、腹胀、食欲缺乏、乏力、消瘦，或者出现很快加深的无痛性黄疸，人们常常误认为是胃肠道疾病或肝胆疾病。如果进行了胃镜等相关检查排除了胃肠

> **温馨提示**
>
> 如果条件允许，对于高危人群最好每年进行一次腹部彩超的检查，争取在症状出现以前发现胰腺的病变。

道及肝胆的疾病，就应该想到胰腺癌的可能。特别是对于一些高危人群(中老年人、长期吸烟者、肥胖者、糖尿病者、慢性胰腺炎患者)，要进行腹部彩超及CT检查，以明确是否存在胰腺占位，并进行肿瘤标志物 CA19-9 的化验。若发现异常，则应进行超声引导下胰腺占位的穿刺活检来明确病变的性质，为早期治疗争取时间。

8 胰腺癌目前有哪些治疗手段？

（1）外科治疗。

（2）化疗。

（3）放疗。

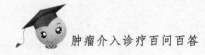

(4)介入微创治疗,近些年开始应用于胰腺癌的治疗。

9 **胰腺癌的预后怎么样?**

由于胰腺的特殊解剖部位,致使胰腺癌早期症状隐匿,缺乏特异性,诊断十分困难。又由于胰腺癌本身的生物学特点,其恶性程度高、进展快、转移早,而且目前尚缺乏有效的系统治疗手段,使胰腺癌预后较差,是公认的癌中之王。

温馨提示

胰腺癌的临床表现在其病程中常出现较晚,故早期诊断困难,总体死亡率高。如不治疗,平均生存期为诊断后 2~3 个月,1 年生存率约为 8%,5 年生存率仅为 3%。

10 **为什么介入治疗能够有效地减轻患者疼痛?**

胰腺癌患者腰背部剧烈疼痛是由于肿瘤组织侵犯了腹腔神经丛所致,而介入治疗可以破坏胰腺后方的腹腔神经丛分支,从而控制这种顽固性疼痛。临床研究表明,通过选择性动脉灌注化疗术、神经阻滞、物理性消融治疗等介入治疗,70%的患者疼痛明显减轻,减少止痛药物用量甚至不用止痛药物。

11 **哪些胰腺癌患者适合介入治疗?**

(1)不愿意做手术切除者。

(2)手术不能切除者。

(3)患者一般情况尚可,预期生存期>3 个月者。

12 **哪些患者不适合介入治疗?**

(1)患者为晚期胰腺癌,多发转移,生存期预计<3 个月。

(2)肝、肾、心、肺功能明显异常或衰竭。

(3)患者恶病质,无法耐受配合介入治疗。

13 介入治疗前需进行哪些常规检查?

(1)影像学检查:包括 B 超、CT、增强磁共振成像(MRI)。

(2)病理及肿瘤标志物检查。

(3)一般情况检查:介入治疗前应进行血常规、肝肾功能、凝血功能、尿便常规等检查,了解患者一般情况。

14 介入治疗前为什么要进行影像学检查?

影像学检查有助于了解肿瘤的位置、大小、数目、边界是否清楚、肿瘤的血供情况、与周围组织器官(胃、肠道等)的毗邻关系、肝脏及腹膜后淋巴结有无转移。了解以上情况有助于制订具体的治疗计划,评价术后的治疗效果。

15 介入治疗前为什么要进行穿刺活检?

病理诊断是诊断胰腺癌的金标准。若无特殊情况应行影像引导下的穿刺活检,取得病理学支持,同时也能够排除胰腺良性病变。

16 介入治疗前化验肿瘤标志物 CA19-9 的意义?

肿瘤标志物 CA19-9 对胰腺癌有很高的特异性,术前检查有助于胰腺癌的诊断,更有助于术后的疗效评价。需要指出的是,单独 CA19-9 增高并不能诊断胰腺癌。

17 介入治疗前需要进行哪些常规准备?

(1)穿刺治疗前进行严格的肠道准备,空腹等。

(2)备皮:治疗前 1 天要剃光治疗区域的体毛,如血管性治疗需要对会阴区进行备皮。

(3)特殊患者需要提前放置胃管。

(4)治疗前影像学扫描定位。

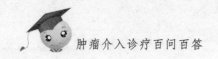
18 经皮穿刺治疗胰腺癌前为什么要进行严格的肠道准备？

因胰腺与胃肠道关系密切,而肠道是空腔脏器,穿刺治疗过程中可能会穿过胃肠道,造成穿孔,因此需要进行严格的肠道准备,术前禁食水,使肠道内容物排空。这样,在治疗过程中使穿刺路径上的肠道避免损伤,即便穿刺损伤,也可最大程度的降低损伤程度。

19 经皮穿刺治疗胰腺癌前怎样进行肠道准备？

治疗前 3 天连续进食无渣、不产气、易消化饮食;治疗前 1 天晚上开始禁食禁饮,口服泻药导泻;必要时口服肠道不易吸收的抗生素 3 天。

20 介入治疗胰腺癌前为什么要放置胃管？

因胰腺与胃关系密切,治疗过程中可经胃管注入凉的生理盐水或脱气水,以免对胃造成损伤。同时,也可减少消化液分泌对胰腺的影响。

21 介入治疗胰腺癌需要全身麻醉吗？

由于介入治疗创伤较小,而且需要在治疗中得到患者配合,并便于观察治疗中患者的反应,因此介入治疗胰腺癌不需要全身麻醉,使用的是局部麻醉,对特殊患者是在静脉镇静止痛治疗。

22 经皮穿刺治疗胰腺癌后为什么要禁食？

因为胰腺与胃肠道关系密切,在治疗中可能会损伤胃肠道黏膜,因此经皮穿刺治疗胰腺癌后常规禁食(必要时留置胃管)24~72 小时。待胃肠功能逐渐恢复,无腹痛症状,肛门开始排气、排便后,大便潜血实验阴性时,从流食逐渐恢复到正常饮食。这样即使是治疗中造成胃肠道黏膜的轻微损伤也可以自行修复。

23 介入治疗胰腺癌后如何进行疗效评价？

(1)影像学检查,可选用增强 CT 或增强磁共振成像(MRI)检查。

(2)检测肿瘤标志物 CA19-9 水平。

(3)患者生存质量的评价。由于胰腺癌晚期容易侵犯腹腔神经丛,患者腰背部疼痛非常剧烈,而介入治疗(如消融治疗或除痛治疗)可以毁损受侵的神经丛,止痛效果很好,能够提高患者的生存质量。因此,可以通过对比介入治疗前后患者腰背部疼痛及腹痛变化的情况来评价介入治疗的效果。

24 介入治疗后化验肿瘤标志物 CA19-9 水平的意义？

对于相当一部分胰腺癌来说,CA19-9 具有很高的特异性, 其高低能够在一定程度上反映患者体内的肿瘤负荷,因此介入治疗后 1 个月复查 CA19-9 水平,与介入治疗前对比,能够间接对介入治疗效果进行评价。

25 介入治疗后还需进行其他治疗吗？

由于胰腺癌发病隐匿,诊断时大都进入晚期,已侵犯周围组织器官及远处转移,加之胰腺与胃肠道关系密切,介入治疗时很难做到超范围"切除"或完全消灭所有肿瘤细胞,因此介入治疗后需与其他治疗手段(化疗、放疗、免疫治疗及分子靶向治疗)相结合,从而提高治疗效果,延长患者生存时间。

26 介入治疗胰腺癌后进行化疗有什么必要性？

肿瘤是一种全身性疾病,加之胰腺癌治疗时大都出现远处转移,介入治疗作为一种局部的治疗手段,又由于各种原因的限制,不可能将所有的肿瘤组织杀灭。而化疗作为一种全身治疗手段,能够弥补介入治疗的不足,可以一定程度上对残留灶、转移灶进行杀灭,提高整体的治疗效果,延长患者寿命。

27 介入治疗胰腺癌后进行放疗有什么必要性？

介入治疗能大范围的杀灭肿瘤组织,但是对于与周围重要器官(胃肠)关

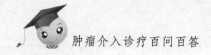

系密切的肿瘤组织,由于安全因素,不能全部杀死所有肿瘤细胞,而放疗不受此限制,因此放疗与介入治疗联合,能够提高治疗效果。

28 介入治疗胰腺癌后进行免疫治疗和分子靶向治疗有什么必要性?

免疫治疗和分子靶向治疗是目前肿瘤治疗领域的热点,并且无明显毒副作用,与传统治疗手段结合能够提高治疗效果,延长患者寿命,提高生存质量。

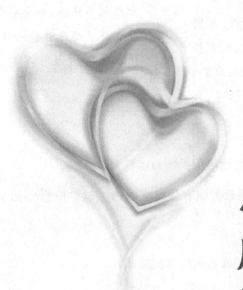

骨肿瘤的介入诊疗

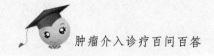

1 什么是骨肿瘤？

骨肿瘤是发生于骨骼或其附属组织的肿瘤，同身体其他部位的肿瘤一样，其确切病因不明。骨肿瘤有良性、恶性之分，良性骨肿瘤易根治，预后良好；恶性骨肿瘤发展迅速，预后不佳，死亡率高。

温馨提示

由于恶性骨肿瘤起病隐匿，早期症状不明显，不易引起患者注意，导致许多恶性骨肿瘤患者就诊时已进入晚期，失去了早期治疗的机会，预后较差。

2 恶性骨肿瘤常见类型有哪些？

常见的原发性骨肿瘤有骨肉瘤（35%）、软骨肉瘤（30%）、尤文肉瘤（16%）、其他（19%）。

3 恶性骨肿瘤有哪些常见症状？

（1）疼痛与压痛。疼痛是生长迅速的肿瘤最显著的症状。

（2）局部肿块和肿胀。肿块常与疼痛同时出现，有时首先表现为肿块。

（3）功能障碍。邻近关节的肿瘤，由于疼痛和肿胀而使关节功能障碍。

（4）畸形。由于肿瘤的生长，使骨质膨胀变形，坚固性受到破坏，当继续负重时就逐渐发生弯曲变形，如髋内翻、膝内外翻等。

（5）压迫神经。临近神经的肿瘤生长会压迫神经。

（6）病理骨折。

4 恶性骨肿瘤疼痛有什么特点？

恶性骨肿瘤主要表现为夜间痛，也就是所谓的安静痛，这种痛感像刀割、钻心、烧灼、压榨一样。其原因是肿瘤生长导致骨髓腔内压力异常增高，造成持续性疼痛。

5 **外伤会造成骨肿瘤吗?**

外伤只是病理性骨折的一个诱因，实际上通常这时候骨肿瘤已经存在并且已经发展了一定时期了。

6 **怎样早期发现恶性骨肿瘤?**

（1）青少年突然出现不明原因的膝关节周围疼痛且有进行性加重时，要进行影像学检查。

> **温馨提示**
>
> 当局部出现肿块后疼痛会有所减轻，这是由于肿瘤从骨骼里面向外生长把骨皮质破坏，骨髓腔内压力降低，出现了肿块，疼痛也随之减轻；这时肿瘤可能已经发展到间隔外并侵袭到软组织当中，此时肿瘤已进入中期。

（2）青少年出现发热、肢痛、肿胀、白细胞增多等急性骨髓炎表现时，要警惕尤文肉瘤和骨肉瘤的可能。

（3）多发性骨软骨瘤和长管状的单发性骨软骨瘤都容易恶变为软骨肉瘤，有上述病变时，要定期复查以防恶变。

（4）老年人出现不明原因的肢痛、腰背痛，且有进行性加重的趋向时，要警惕有转移性骨肿瘤的可能。

（5）凡四肢软组织中出现肿胀、局部肿块、疼痛，并在肌腱、筋膜及关节邻近处有压痛时，要考虑到滑膜肉瘤的可能，不要轻易误以为是关节炎、囊肿、纤维瘤等良性病变。

7 **哪些群体更要警惕骨肿瘤的发生?**

15~24岁的男性、5~14岁的女性或老年人有以上的症状时，要警惕骨肿瘤的发生并及时到正规的医院就诊，进行系统的检查，以免延误了病情。

8 **诊断恶性骨肿瘤需做哪些影像学检查?**

（1）X线检查。对明确骨肿瘤性质、种类、范围及决定治疗方针都能提供有价值的资料，是骨肿瘤重要的检查方法。

（2）CT扫描、B超、MRI、ECT。发生在骨盆、脊柱等部位的肿瘤，普通X线

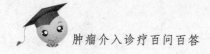

不能很好地显示时,CT 扫描、B 超、MRI、ECT 等新型显像技术可以帮助判明肿瘤的部位和范围。

（3）同位素骨扫描。可以在普通 X 线尚未有阳性改变时就能够显示出原发、继发性骨肿瘤的存在,因此对可疑者应选择性地做 ^{99}Tc 等的骨扫描。

9　恶性骨肿瘤的诊断为什么需要活检?

骨肿瘤的最终诊断依赖于组织病理学检查,临床上可选择切开活检和穿刺活检两种方法。肿瘤的病理检查可以确定肿瘤的组织学类型,明确肿瘤的良、恶性,以确定骨肿瘤的外科分期;从而根据外科分期来制订骨肿瘤的治疗方案。

温馨提示

组织病理学检查在骨肿瘤诊断中居很重要的地位,但不能单凭组织病理学检查结果就确定骨肿瘤的诊断,必须结合病史、症状、体征、实验室检查、X 线检查等综合分析加以诊断。

10　恶性骨肿瘤患者抽血化验有什么意义?

生化检查也是很重要的一种辅助检查手段。患骨肿瘤的患者,骨质迅速破坏时,血钙往往升高;恶性骨肿瘤及骨转移瘤患者血清内碱性磷酸酶水平大都明显升高。化验碱性磷酸酶不仅有助于诊断,更有助于疗效的评价。

11　恶性骨肿瘤会转移吗?

恶性骨肿瘤恶性程度高,在局部呈侵袭性生长并且易发生转移,常见的转移部位为肺、骨骼和肝脏。肺为骨肿瘤最常见的转移部位,大约有 40% 的患者在就诊时或治疗中出现肺转移。

12　恶性骨肿瘤治疗中常见误区有哪些?

近些年,骨肿瘤治疗进展较快,不少患者经及时治疗,不仅保住了肢体,还保住了肢体功能。但是,目前骨肿瘤治疗中还存在着两个误区。

第一个误区存在于患者中。患者得知患恶性骨肿瘤后,便以为必然截肢无疑,没有了治愈的可能。有的患者宁肯相信"家传秘方",经内服外敷后,不仅花钱多,还使肿瘤快速增大,结果延误了治疗,失去了保留肢体和挽救生命的宝贵时间。

第二个误区存在于医务人员中。目前,骨肿瘤的基础研究、药物治疗及外科保肢手术治疗是骨科学进展最快的领域之一。然而,一些临床医师仍沿用"活检—恶性肿瘤—截肢"的观点,不适当的盲目活检或随意做恶性骨肿瘤局部刮除植骨,导致骨肿瘤因这些非正规的外科初期处理而在局部、全身扩散,为后续治疗带来困难。

13 恶性骨肿瘤治疗有什么进展?

四肢或骨盆恶性肿瘤的高位截肢、关节离断已经不是治疗的首要选择。除了因为耽搁太久而成为晚期肿瘤者外,80%以上的患者在早期诊断、术前综合治疗基础上,通过对恶性骨肿瘤扩大切除,再采用不同重建方法,而达到保存肢体的目的,5年生存率也可达70%以上。

温馨提示

近年来国内外医学研究发现,传统骨肿瘤截肢治疗并不能改善患者的生存率,因此多主张在联合化疗的基础上进行保肢治疗。

14 恶性骨肿瘤目前有哪些保肢治疗?

(1)假体重建。

(2)同种异体骨(关节)移植。

(3)自体骨移植。

(4)同种异体骨复合移植。

(5)转移性骨生长。

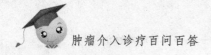

(6)关节融合。

(7)保留骨骺的保肢术。

(8)介入治疗。

15 介入治疗恶性骨肿瘤有哪些优点?

介入治疗作为微创治疗恶性骨肿瘤的手段,与手术保肢技术相比有如下特点:

(1)不开刀"切除"肿瘤,减少肿瘤医源性播散和种植的机会。

(2)保持骨原有的形态和连续性,充分利用灭活肿瘤骨段进行重建。

(3)对残留病灶或局部复发者容易进行重复治疗。

(4)痛苦轻,易被患者接受。

(5)由于介入治疗创伤小,不必推迟化疗,保证了化疗的剂量强度。

(6)可同时对原发病灶、跳跃病灶或(和)其他部位的骨转移灶进行治疗。

16 哪些骨肿瘤患者适合行介入治疗?

(1)肿瘤能被完整消融。

(2)患者强烈要求保留肢体。

(3)重要神经、血管束未被侵犯。

(4)所保留下的肢体功能比假肢好。

(5)术后局部复发与转移率不高于截肢。

17 哪些骨肿瘤患者不适合介入治疗?

(1)广泛累及皮下组织、皮肤破溃者。

(2)皮肤有大量瘢痕和严重放射性损伤的。

(3)病理性骨折未愈合者。

(4)邻近关节被动活动严重受限伴畸形。

18 介入治疗恶性骨肿瘤前需行哪些检查?

(1)体格检查。了解肢体运动、神经功能与邻近关节情况。

(2)实验室检查。血、尿、便常规,肝肾功能,血清碱性磷酸酶及心电图检查。

(3)影像学检查。包括原发灶及转移灶的检查。包括 X 线、超声、CT 或增强磁共振成像(MRI)、骨扫描。

19 恶性骨肿瘤影像学检查的目的?

局部 X 线或 CT 检查:了解原发灶大体情况,如病变范围、骨质破坏程度和性质(溶骨为主或是成骨为主)以及有无病理性骨折。

超声检查:确定骨外肿瘤部分大小、边界是否清楚、血供和邻近重要血管的关系以及静脉血管内有无癌栓。

CT 或增强磁共振成像(MRI):确定肿瘤范围,肿瘤与周围重要神经的关系,有无卫星病灶和肿瘤血供情况。

骨扫描(SPECT):反映骨质破坏范围,了解有无跳跃病灶、其他部位骨上的转移病灶以及确定肿瘤累及骨骼的范围。

胸部 X 线及胸部 CT 检查:明确有无肺转移。

腹部超声检查:明确有无肝脏转移,必要时加用 CT 或增强磁共振成像(MRI)检查。

20 介入治疗术后有哪些注意事项?

消融治疗后常有局部水肿。当水肿大到一定程度后,治疗区远端肢体的静脉回流受影响,出现肢体远端水肿。严重水肿可使附近的神经受压,而出现神经功能障碍。因此,海扶刀治疗后,要常规观察肢体肿胀情况、血供和神经功能 7 天。

骨关节如何保护

为保护关节韧带和防止病理性骨折,用外固定装置固定(主要为石膏拖板保护),患者避免承重及负重,根据患者肿瘤情况及患肢关节韧带情况,遵医嘱进行适当的功能锻炼。

21 介入治疗后如何评价其效果?

近期疗效评价方法:一般在消融术后 4 周内进行,包括影像学检查(SPECT、增强 MRI)评价和实验室检查(血清碱性磷酸酶水平)评价。

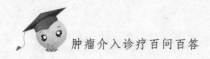

远期疗效评价方法:包括影像学检查(胸部 CT、B 超、骨扫描、增强 MRI 等)和实验室检查(血清碱性磷酸酶水平)评价。

22 介入治疗后近期疗效评价的内容?

一般介入治疗后 4 周内进行近期疗效评价,SPECT(骨扫描)显示治疗区内原有的放射性异常浓聚完全消失,形成放射性冷区;增强磁共振成像(MRI)显示治疗区内原有的强化完全消失, 治疗区与非治疗区之间有一完整的均匀薄层强化带,包绕治疗区;同时使碱性磷酸酶正常或维持在治疗前的或更低的水平,这表明肿瘤被完全"切除"。

23 介入治疗后远期疗效评价的内容?

介入治疗后远期疗效评价的重点是有无转移和局部复发。常选用胸部 X线、B 超、CT 和 SPECT(骨扫描)来观察肺部、内脏器官及骨上有无转移灶,利用增强磁共振成像(MRI)与 SPECT(骨扫描)来检查有无局部复发。若有复发则SPECT (骨扫描) 表现为原病灶区局部有放射性异常浓聚, 增强磁共振成像(MRI)表现为原治疗区局部或周边有强化灶。另外,动态观察血清碱性磷酸酶水平的变化,也有利于了解有无局部复发。若碱性磷酸酶持续升高,并排除了肝病、药物肝损害及其他可能,则多提示有局部复发。

24 介入治疗后为什么还需要化疗?

恶性骨肿瘤是一种全身性疾病,极易发生远处转移,一些微小的转移病灶影像学检查往往不能及时发现。因此, 介入治疗后通常继续化疗 6 个周期左右,才能够杀灭这些微小转移灶。大量临床研究证明,术后化疗能够显著降低恶性骨肿瘤的转移发生率,提高整体治疗效果。

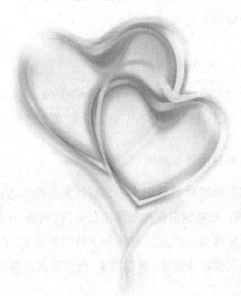

软组织肿瘤的介入诊疗

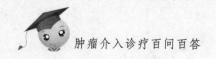
1 什么是软组织肿瘤？

软组织是相对于"硬组织（骨和软骨）"而言的,起源于纤维、脂肪、平滑肌、横纹肌、间皮、滑膜、血管、淋巴管组织并且生长在这些部位的肿瘤都称为软组织肿瘤,周围神经系统和自主神经系统的肿瘤也归为软组织肿瘤。内脏组织的肿瘤不在软组织肿瘤研究之列。

2 软组织肿瘤的分布情况？

软组织肿瘤在所有恶性肿瘤中，约占成人的 1%，占 15 岁以下青少年的7%。下肢占 40%,躯干及腹膜后约占 30%,上肢和头颈各占 15%。

3 软组织肿瘤是由什么原因引起的？

根据目前对软组织肿瘤的认识水平，对其发生均认为不是单一的因素所致。诸多的证据表明,电离辐射是肉瘤发生的原因,例如,在乳腺切除术后经照射后胸腔发生的纤维肉瘤。除此之外还与下列因素相关,如先天性畸形、家族性遗传、异物刺激、化学物质刺激、病毒因素、内分泌因素等。

4 软组织肿瘤有哪些常见症状？

软组织肿瘤以四肢和躯干多见,大腿较小腿多见,上臂较前臂多见,最常见的表现是进行性增大的肿块,往往伴有疼痛,可发生静息痛(即在静止时疼痛)和夜间痛。

软组织肿瘤可能出现的症状

- 发生在关节周围的软组织肿瘤可引起关节的畸形和功能障碍。
- 发生在腹膜后的软组织肿瘤可引起肠梗阻和输尿管梗阻症状。
- 如果已经发生肺转移则有胸痛、咯血等症状。
- 软组织肿瘤往往位置较深,用手扪肿物时边界不清,活动度差,与周围组织粘连。
- 磁共振成像(MRI)检查显示肿物往往在深筋膜深层,最大径>5cm,信号不均匀。

如果发现有部分上述表现,应高度怀疑为软组织肿瘤,应该立即到骨与软组织肿瘤专家处进行进一步的检查和诊治。

5 出现以上症状要进行哪些检查以明确是否为软组织肿瘤?

(1)X线摄片检查。X线摄片有助于进一步了解软组织肿瘤的范围、透明度及其与邻近骨质的关系。如边界清晰,常提示为良性肿瘤;如边界清楚并见有钙化,则提示为高度恶性肉瘤,该情况多发生于滑膜肉瘤、横纹肌肉瘤等。

(2)超声检查。该方法可检查肿瘤的体积范围、包膜边界和瘤体内部肿瘤组织的回声,从而区别良性还是恶性。恶性者体大而边界不清,回声模糊,如横纹肌肉瘤、滑膜肌肉瘤、恶性纤维组织细胞瘤等。超声检查还能引导做深部肿瘤的针刺吸取细胞学检查。该检查方法是一种经济、方便而又无损于人体的好方法。

(3)CT检查。由于CT具有对软组织肿瘤的密度分辨率和空间分辨率的特点,用来诊断软组织肿瘤也是近年常用的一种方法。

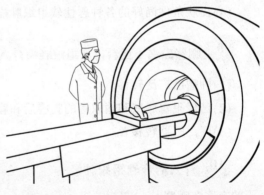

(4)MRI检查。用来诊断软组织肿瘤可以弥补X线、CT的不足,其从纵切面把各种组织的层次同肿瘤的全部范围显示出来,对于腹膜后软组织肿瘤、盆腔向臀部或大腿根部伸展的肿瘤、腘窝部的肿瘤以及肿瘤对骨质或骨髓侵袭程度的图像更为清晰,是制订治疗计划的很好依据。

6 软组织肿瘤治疗常用哪些治疗方法?

(1)手术。

(2)放疗。

(3)化疗。

(4)分子靶向药物治疗。

(5)免疫治疗。

(6)介入治疗。

7 介入治疗软组织肿瘤有哪些优点？

(1)保留患者肢体,对神经、运动功能影响较小,提高患者生存质量。

(2)创伤小,恢复快,可与放化疗等其他治疗方法联合。

(3)可以反复多次治疗。

8 哪些软组织肿瘤患者适合行介入治疗？

(1)有影像明确显示的病灶。

(2)有足够的安全的穿刺治疗路径。

(3)能耐受介入治疗。

(4)皮肤条件尚好的各种恶性软组织肿瘤。

9 哪些患者不适合行软组织肿瘤介入治疗？

(1)肿瘤已广泛转移。

(2)已侵犯胃肠壁和输尿管的腹膜后和腹腔内软组织肿瘤。

(3)广泛脏器转移者。

10 介入治疗软组织肿瘤的方案有哪些？

主要有以下几种治疗方案:

(1)对化疗敏感的肿瘤,既可控制局部病灶,又能改善患者的生存期,如横纹肌肉瘤、恶性纤维组织细胞瘤等,化疗+介入+化疗。

(2) 对放疗敏感的肿瘤,放

温馨提示

以介入为主的综合治疗方案,原则上选择对肿瘤最有效,又不影响患者总体状态的治疗方法。

疗+介入+放疗。

(3)对放化疗不敏感的肿瘤,局部血管介入治疗+消融治疗。

(4)对少数恶性程度低的恶性软组织肿瘤,如胸、腹壁的纤维瘤病,神经纤维瘤病等,可以单独应用介入治疗。

11 进行介入治疗前有哪些准备?

(1)体格检查。重点检查是否有手术瘢痕、瘢痕的大小和质地以及瘢痕与肿瘤的关系;对曾接受放疗的患者应检查皮肤是否完整、皮肤的颜色和质地,皮肤表面静脉有无曲张,肢体静脉有无回流障碍。

(2)实验室检查。血、尿、便常规,凝血功能、肝肾功能及心电图检查。

(3)影像学检查。包括超声、CT 或 MRI(磁共振成像)、骨扫描。超声确定骨外肿瘤部分大小、边界是否清楚、血供和邻近重要血管的关系以及静脉血管内有无癌栓。CT 或 MRI 确定肿瘤范围,肿瘤与周围重要神经的关系,有无卫星病灶和肿瘤血供情况。骨扫描反映骨质破坏范围,了解有无跳跃病灶、其他部位骨上的转移病灶以及确定肿瘤累及骨骼的范围。

12 介入治疗的最佳时机?

化疗后的患者:化疗后,肿瘤体积缩小、肿瘤周围水肿消退、肿瘤内血流明显减少、坏死液化吸收、边界清楚,白细胞恢复正常后,肝肾功能无明显异常和凝血功能基本正常。

介入治疗的患者:肿瘤血供明显减少,肿瘤内有明显凝固性坏死区,肿瘤有明显的缩小。

13 介入治疗是否需要全身麻醉?常用方式有哪些?

目前大部分患者不需全身麻醉,只需局部麻醉或在静脉镇静止痛条件下即可完成治疗。

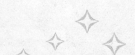

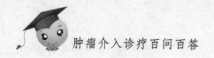

介入治疗后的注意事项

患肢水肿及血供和神经功能：局部治疗后常有局部水肿，当水肿到一定程度后，治疗区远端肢体的静脉回流受影响，出现肢体远端水肿，严重水肿可使附近的神经受压，而出现神经功能障碍。因此介入治疗后常规观察肢体肿胀情况、血供和神经功能7天。

腹腔及后腹膜的肿瘤，注意观察腹部体征以及胃液和大便的性状，判断有无肠道损伤。

子宫肌瘤的介入诊疗

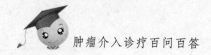

1 什么是子宫肌瘤？

子宫肌瘤是一种女性生殖系统中常见的良性肿瘤，好发于30~50岁的妇女，以40~50岁最多见。它主要由子宫平滑肌细胞增生而成，其间有少量纤维结缔组织。根据尸检资料，35岁以上妇女约20%有子宫肌瘤，但多数患者因肌瘤小、无症状，而未能发现。

2 子宫肌瘤有哪些类型？

按肌瘤所在部位可分为宫体肌瘤、宫颈肌瘤。按肌瘤与子宫肌壁的关系可分为肌壁间肌瘤、浆膜下肌瘤、黏膜下肌瘤。

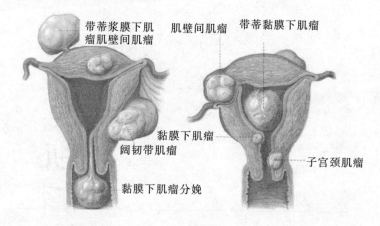

带蒂浆膜下肌瘤肌壁间肌瘤　肌壁间肌瘤　带蒂黏膜下肌瘤

黏膜下肌瘤

阔韧带肌瘤

子宫颈肌瘤

黏膜下肌瘤分娩

3 什么是肌壁间肌瘤？

肌壁间肌瘤最常见的子宫肌瘤。肌瘤位于子宫肌壁内，周围均被肌层包围。占60%~70%。

4 什么是浆膜下肌瘤？

浆膜下肌瘤是肌瘤向子宫浆膜面生长，突起在子宫表面，往外向骨盆腔突出。这种肌瘤有的会形成有蒂的子宫肌瘤。因为其生长空间较大而不受限制，故浆膜下肌瘤都长得较大，约占20%。若肌瘤位于宫体侧壁向宫旁生长，突入阔韧带两叶之间,则称阔韧带内肌瘤。

5 什么是黏膜下肌瘤?

这种肌瘤向子宫黏膜方向生长,突出于宫腔,向子宫内部突出生长,较易发生不孕、经血过多、出血及贫血现象。占 10%~15%。

6 子宫肌瘤的发病原因是什么?

其发病原因不是很清楚,但是跟雌激素的长期刺激有关。现代医学认为,子宫肌瘤的发生与雌二醇(E2)有关。雌二醇是肌瘤生长的重要因素。

7 子宫肌瘤会恶变吗?

子宫肌瘤会恶变的比例很低。国内资料显示有 0.4%~0.8%的子宫肌瘤有恶变的可能。如果肌瘤在短期内迅速增大或伴不规则阴道流血,应考虑恶变的可能;若绝经后妇女肌瘤增大,更应警惕发生恶变。

8 子宫肌瘤有哪些症状?

子宫肌瘤的典型症状为月经过多与继发贫血,其他症状还可出现下腹部包块、压迫症状、疼痛、白带增多等。也有一些患者可无自觉症状。肌瘤的症状一般与肌瘤部位、生长速度及肌瘤变性关系密切。

9 为什么子宫肌瘤患者会出现月经增多?

黏膜下及肌壁间肌瘤可表现为月经过多、经期延长或不规则阴道流血。引起流血增多的主要原因是宫腔及子宫内膜面积增大。因雌激素作用使子宫内膜增生,肌瘤妨碍子宫收缩并影响血循环,而使内膜充血。由于长期流血,患者常有不同程度的贫血。

10 子宫肌瘤引起的压迫症状有哪些?

位于宫体下部及宫颈的肌瘤,如嵌顿于盆腔内,可压迫盆腔组织及神经,

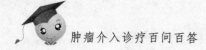

可引起下腹坠痛及腰背部酸痛。肌瘤向前或向后生长,可压迫膀胱、尿道或直肠,可引起尿频、排尿困难、尿潴留或便秘。当肌瘤向两侧生长,则形成阔韧带肌瘤,其压迫输尿管时,可引起输尿管或肾盂积水;如压迫盆腔血管及淋巴管,可引起下肢水肿。

11 子宫肌瘤会引起疼痛吗?为什么?

比较少见。除因盆腔神经受压有疼痛外,带蒂的黏膜下肌瘤在宫腔内引起宫缩而产生疼痛。当肌瘤阻塞宫颈管,妨碍经血外流,可引起痛经。当带蒂的浆膜下肌瘤发生蒂扭转或发生于妊娠期子宫肌瘤红色变性或感染时,均可引起较剧烈之腹痛。

12 子宫肌瘤影响妊娠吗?

浆膜下肌瘤一般不影响受孕,但当肌瘤压迫输卵管或使之扭曲,影响输卵管的正常功能,或肌瘤导致宫腔变形妨碍受精卵着床时,可引起不孕。黏膜下肌瘤引起子宫内膜感染可引起不孕;肌瘤并发子宫内膜增生时,可能引起不孕。

13 子宫肌瘤影响分娩吗?

子宫肌瘤患者若能受孕,有时可因供血不足或宫腔变窄而妨碍胎儿发育,引起流产及早产。当妊娠足月时,尚可因宫腔变形至胎位不正,且肌瘤可妨碍宫缩,引起难产及产后出血等。因此,预计怀孕的患者应提前做好准备。

14 既往子宫肌瘤的治疗方法有哪些?各有什么优缺点?

详见下表。

各种子宫肌瘤治疗方法对比

名称	适应证	具体方法	优点	不足
子宫次全切除术/子宫全切除术	肌瘤较大、症状明显、经药物治疗无效、不需保留生育功能或疑有恶变者	外科手术切除子宫。在恢复期间需要住院	由于子宫已经切除,肌瘤不会复发	丧失生育能力。严重损伤患者生殖系统、盆腔器官的完整性,还会使患者内分泌失调,对人体的生理、心理都会造成创伤。恢复时间一般为4~6周。可能出现其他并发症
经腹子宫肌瘤切除术	35岁以下、未婚或已婚未生育、希望保留生育功能的患者	进行外科手术剖腹切除一个或多个肌瘤	保留了子宫和宫颈,可以怀孕	如果长出了新的肌瘤,可能再次出现相关症状,恢复时间一般为2~4周。可能出现并发症
经腹腔镜手术	35岁以下、未婚或已婚未生育、希望保留生育功能的患者	用腹腔镜或内镜技术切除一个或多个肌瘤	比剖腹子宫肌瘤切除术入侵性小。不适于较大、多发或深的肌瘤	不适于较大、多发或深的肌瘤。恢复时间一般为1~4周。可能出现其他并发症
经宫腔镜手术/经阴道手术	突出宫颈口或阴道内的黏膜下肌瘤			
药物治疗	增大子宫似妊娠子宫2个月大小以内,症状不明显或较轻,近绝经年龄及全身情况不能手术者	雄激素、促性腺激素释放激素类似物、拮抗孕激素药物治疗可导致肌瘤缩小	肌瘤治疗的非外科手术的保守治疗方法	治疗仅保持6~12月有效。可导致绝经症状。疗程长、见效慢、经济负担重,治愈率低、病情易反复,衰老迅速
子宫动脉栓塞术	子宫肌瘤	用导管将栓塞剂注入子宫动脉,从而防止血液流至肌瘤,引起肌瘤坏死	比子宫切除术或子宫肌瘤剔除术的住院时间短,症状缓解快	风险包括过早闭经、严重感染、出血和除肌瘤以外,还造成其他部位栓塞
观察等待	肌瘤小且无症状,尤其近绝经年龄患者	不进行治疗。监测症状进展	有些时候,肌瘤的症状随着绝经而减轻	肌瘤继续生长,症状增加

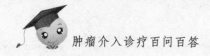
15 **子宫切除会影响内分泌功能吗？**

子宫不仅仅是一个生育器官,而且具有复杂的内分泌功能。子宫全切术有可能引起卵巢功能衰退、性激素分泌失调,导致闭经、血脂代谢异常、全身免疫功能紊乱。

16 **介入如何治疗子宫肌瘤？**

海扶刀是一种新的非侵入性(不开刀、不穿刺)治疗子宫肌瘤的局部物理治疗手段。它通过从体外将高强度超声聚焦在体内的肌瘤内,依靠焦点区域高强度超声产生的高温、空化效应等机制,使肌瘤组织凝固性坏死,以达到局部灭活肌瘤的目的,阻止肌瘤的进一步增长。坏死组织可逐渐被吸收或纤维化,使肌瘤萎缩变小,从而达到减轻或缓解由肌瘤引起的相应症状的目的。

17 **介入治疗子宫肌瘤有哪些优点？**

(1)不开刀、不流血、可重复、痛苦小。

(2)保留子宫,不影响内分泌功能。

(3)对正常组织、脏器损伤小。

(4)术后恢复快。

(5)不需要全身麻醉。

(6)多发肌瘤及再发肌瘤可多次重复治疗。

18 **什么样的子宫肌瘤患者可行介入治疗？**

(1)通过病史、症状、体征、超声、磁共振等临床检查依据已经被确诊为子宫肌瘤的患者,并具有临床症状者。

(2)肌壁间子宫肌瘤、浆膜下子宫肌瘤及黏膜下子宫肌瘤。

(3)浆膜下和黏膜下子宫肌瘤不带蒂者。

19 **子宫肌瘤患者行介入治疗的最佳时机是什么?**

(1)无盆腔或子宫内膜炎症或炎症经治疗已被控制。

(2)月经后 3~10 天。

20 **什么样的子宫肌瘤不能行介入治疗?**

(1)凝血功能明显异常者。

(2)月经期、孕期、哺乳期。

(3)有未被控制的其他妇科疾病。

(4)患有严重疾病(如心脏病、不能控制的糖尿病、脑血管病等)或一般状态较差,无法耐受治疗的。

21 **介入治疗前需做哪些检查?**

(1)一般情况包括身高、体重、主诉、症状、生命体征。

(2)常规直肠指检,了解直肠情况。

(3)常规妇科检查了解子宫的位置。

(4)常规检查:三大常规、大便潜血试验、阴道分泌物常规检查、TCT 检查、肝肾功能、凝血功能、胸部 X 线、心电图。

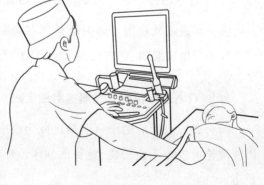

(5)特殊检查:动态增强磁共振成像(MRI)和彩色多普勒超声(CDFI)。

(6)控制内科疾病和妇科疾病,使患者符合介入治疗要求,预定介入治疗时间。

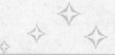

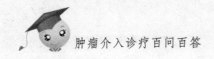

22 **介入治疗前需做哪些准备?**

(1)术前 3 天口服抗生素,缓解妇科炎症及预防术后感染。

(2)肠道准备:治疗前 3 天进食清淡少渣饮食或胃肠道营养剂。治疗前 24 小时进食清流质饮食,治疗前 1 天下午服用导泻剂,晚上 10 点以后禁食、禁饮。治疗前当天早晨灌肠 1 次。

(3)告诉患者在治疗过程中可能出现的反应以及向医生的表达方式,使治疗过程中患者能正确地向医生反映感受。

(4)治疗前备皮,当日禁食,导尿并留置尿管。

23 **介入治疗子宫肌瘤需要全身麻醉吗?**

不需要,只需局部麻醉。

24 **介入治疗后可进行正常性生活吗?**

为避免治疗后肌瘤感染等并发症的出现,建议术后半年内禁止性生活。如想生育,建议介入术后 1 年后妊娠,且分娩时建议行剖宫产。

25 **介入治疗后的子宫肌瘤会再发吗?**

因子宫肌瘤的病因与体内激素分泌有关,因此介入术后不能保证子宫其他部位不再出现肌瘤,仍有再发可能,只治疗,不预防。但可多次重复治疗。

26 **介入治疗后的子宫肌瘤会恶变吗?**

因为介入治疗后的子宫肌瘤已成为凝固性坏死,没有任何生物学活性,因此理论上应该不会恶变,且目前临床治疗后的子宫肌瘤未出现恶变的相关报道。

27 **什么是子宫腺肌病及子宫腺肌瘤?**

当子宫内膜腺体及间质侵入子宫肌层时,称为子宫腺肌病。如果子宫内膜在子宫肌层中呈局限性生长形成结节或团块,类似子宫肌壁间肌瘤,称为子宫腺肌瘤。

28 子宫腺肌病及子宫腺肌瘤的症状有哪些?

其主要症状为经量增多、经期延长、逐渐加剧的进行性痛经(痛经常在月经来潮的前一周开始,至月经结束)。约 30% 的患者无任何临床症状。

> **温馨提示**
>
> 因腺肌瘤周围无包膜,与四周肌层无明显分界,因此难以将其自肌层剥出。

29 子宫腺肌病及腺肌瘤可行介入治疗吗?

子宫腺肌病及腺肌瘤行海扶刀治疗可使病变组织坏死,与病灶有关的症状一般可改善或缓解。

30 介入治疗后的子宫肌瘤如何评价疗效?

选择性子宫动脉栓塞术后可立即行血管造影检查,通过注射造影剂后影像观察疗效。如肌瘤内始终无造影剂显像,则说明其疗效好,反之则疗效较差。

术后 1 个月、3 个月、6 个月及 1 年可根据超声及磁共振成像进一步评估疗效及明确缩小程度。

> **温馨提示**
>
> 因子宫腺肌病及腺肌瘤与周围子宫正常组织分界不清,且有的病变较弥散,因此在少数患者中残存的病灶仍可能引起经量增多、经期延长、痛经等症状。

31 什么是子宫肌瘤栓塞术?

子宫肌瘤栓塞术(UAE)或子宫动脉栓塞术,是一种微创的无需外科手术

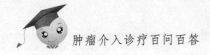

治疗子宫肌瘤的新方法,它可以缓解子宫肌瘤引起的症状。这种治疗没有大的手术切口或瘢痕,与外科手术相比仅有轻微的疼痛,并且在7~10天恢复。子宫肌瘤的介入治疗已有20余年的历史,1990年法国医学家Ravina首先开始研究子宫动脉栓塞术(UAE)对子宫肌瘤的治疗作用。子宫肌瘤栓塞术的副作用和并发症很少,更重要的是,研究显示子宫肌瘤栓塞术风险和并发症明显低于妇科手术。子宫肌瘤栓塞术需要将微小的颗粒置于特定的靶动脉,选择性阻断子宫肌瘤的血流,使肌瘤自己逐渐地、持续地萎缩。这种方法治疗因子宫肌瘤引起出血的90%的患者有效,而且几乎没有风险。

32 子宫动脉栓塞术是从何而来?

子宫动脉栓塞术是治疗子宫肌瘤的新方法。栓塞是一种微创的方法,可以阻断为子宫肌瘤供血的动脉。这种治疗方法,使用血管造影技术(类似于那些在心导管)放置导管到子宫动脉。小颗粒栓塞剂被注入动脉,从而栓塞肌瘤的供血动脉。这种技术也用于控制因分娩、骨盆骨折或恶性肿瘤引起的出血。这种方法首先在法国应用,当时是为减少子宫肌瘤患者行子宫肌瘤剔除术发生的出血。这些患者栓塞后,在手术时医生发现许多患者的症状消失,不再需要手术。血液供应的阻断使引起症状的子宫肌瘤收缩,从而使这种技术作为一个独立的方法来治疗症状性子宫肌瘤。

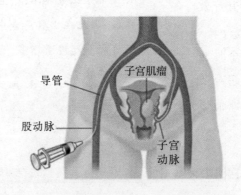

33 怎么做子宫肌瘤栓塞术？

一般从大腿根部的股动脉穿刺,并用导丝、导管跟进,使用局部麻醉,所以穿刺不痛。导管越过腹主动脉分叉,进入对侧子宫动脉。在栓塞开始前,动脉造影(注射造影剂,X线透视下)显示对子宫及肌瘤提供血液供应动脉的道路图。经动脉造影,将像沙粒大小的聚乙烯醇(PVA)颗粒或别的栓塞微球在X线引导下缓慢注入(下图)。因为子宫肌瘤血管是特殊血管,颗粒首先流到子宫肌瘤血管。在容器中的颗粒呈楔形,不会进入到身体的任何其他部位。几分钟后动脉慢慢被阻塞,栓塞一直到子宫肌瘤的血流完全被阻塞。

双侧的子宫动脉都要进行栓塞,以保证肌瘤的血供完全被堵塞,栓塞后再造影证实栓塞效果。动脉血流在一定程度上仍会出现在子宫的正常部分,但到子宫肌瘤的血流被阻断,该过程大约需要1~1.5小时。在不同的医院会存在一些差异,一些美国的医院,第二根动脉导管从对侧股动脉穿刺到另一侧子宫动脉,两侧同时进行子宫肌瘤供血动脉的栓塞。在大部分医院,用单根导管技术,先栓塞一侧,然后再栓塞另一侧。在任何情况下,不管是用单侧或双侧穿刺,所有的医生都处理双侧的子宫动脉。在技术上还有其他的差异,包括使用不同类型和大小的颗粒来阻断动脉。许多患者会提出栓塞颗粒及其治疗效果的问题。

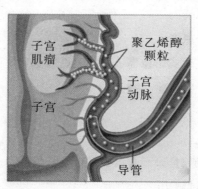

34 子宫肌瘤栓塞术的适应证是什么？

不是所有的子宫肌瘤都需要行栓塞术。只有出现症状的 (症状性子宫肌

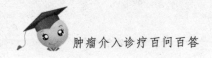

瘤)才需要进行。具体如下。

(1)患子宫肌瘤伴经量增多、经期延长、痛经等症状的患者。

(2)子宫明显增大伴单发及多发子宫肌瘤的患者。

(3)子宫体积小于妊娠 24 周的肌瘤患者。

(4)无生育要求的肌瘤患者。

(5)无症状的子宫肌瘤直径>4cm,且患者有手术要求。

(6)子宫肌瘤合并腺肌症的患者。

(7)曾经手术治疗失败后复发者。

(8)保守治疗无效或复发者。

(9)严重出血的巨大子宫肌瘤做子宫切除前的栓塞治疗,旨在减少术中出血。

35 子宫动脉栓塞术的禁忌证是什么?

(1)带蒂的子宫黏膜下肌瘤或子宫浆膜下肌瘤,蒂细长,直径<0.5cm。

(2)阔韧带子宫肌瘤。

(3)宫颈肌瘤。

(4)子宫体积增大超过妊娠 24 周的患者。

(5)子宫肌瘤特别小无症状的患者。

(6)脱垂的子宫肌瘤。

(7)子宫内膜病变患者。

(8)合并附件区包块或影像提示可疑卵巢病变需外科手术者。

(9)自行梗死的子宫肌瘤。

(10)合并妊娠者。

(11)绝经后出血。

(12)非典型性疼痛,怀疑子宫内膜异位于宫体外者。

(13)多种造影剂过敏史。

(14)子宫动脉静脉瘘。

(15)严重凝血机制异常或重要器官严重障碍者。

(16)有血栓病史者。

(17)子宫平滑肌瘤怀疑有恶性倾向者。

36 子宫肌瘤栓塞术可能的并发症是什么？

子宫肌瘤栓塞的严重并发症是罕见的,发生在不到4%的患者。这些包括导管通过对动脉的损伤、子宫的感染或损伤、血凝块的形成、对卵巢的损害等。

子宫肌瘤栓塞后最严重的并发症,迄今为止国际报道有4人死亡,其中3个在欧洲,1个在美国。在英国,一位患者在术后10天内发生了严重的感染,尽管切除了子宫,患者出现败血症(血液感染),2周后死亡。荷兰报道另一名患者死于同样严重的感染。有肺栓塞死亡2人,这是从腿部或骨盆到肺静脉血栓引起的。在任何一个不同的外科手术后都可能发生肺栓塞,包括大多数妇科手术。子宫肌瘤栓塞治疗的患者,出现肺栓塞的风险和外科手术后肺栓塞的风险是一样的。而肺栓塞通常没有永久性的损伤,它导致的死亡是罕见。这些非常严重的并发症是目前世界范围内20 000~25 000例患者中发生的仅有的死亡病例。

大约1%的患者可能发生子宫损害或子宫感染,可能需要子宫切除术。其他盆腔器官的伤害也可能发生,但目前尚无报道。有少数患者在骨盆或穿刺部位有神经损伤的可能,但在一项200例患者的研究中,有1例患者发生了神经损伤。穿刺部位,如血凝块形成或出血,也同样罕见。

手术后最初几个月发生的最有可能的问题是子宫肌瘤组织排出,这可能与黏膜下或肌壁间肌瘤、子宫内膜有关。这种情况发生在大约2%或3%的患者。子宫肌瘤可自行通过,有时也许需要妇科干预。组织排出从长远来看可能是有益的,它可能与感染或出血有关,感染或出血严重时需要住院治疗。因此要仔细监测这个过程,以避免更严重的问题。

X线用来引导栓塞过程,这引起了一个令人关注的远期潜在影响。现在已经有几项针对行子宫肌瘤栓塞X线暴露的研究。大多数的研究发现,这种低剂量的射线不会对患者及她们未来的孩子的健康有影响。非常长时间的X线暴露可能是有害的,有一例报道说,子宫动脉栓塞后发现皮肤烧伤。大多数的介

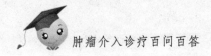

入专家限制 X 线暴露,如果不能在一个安全的时间完成,应果断停止治疗。

另一个悬而未决的问题是,栓塞过程对月经周期的影响。绝大多数做过子宫肌瘤栓塞治疗的女性,都会在正常的月经周期出血较术前减少。曾经有几个患者(大多数人都是接近更年期),她们在子宫动脉栓塞术后出现停经,这最有可能的原因是卵巢血液供应减少。大多数研究人员发现,大概有 2%~6%的患者有停经的可能性。有一项研究指出,栓塞后停经率较高(15%),但原因不明确。美国乔治敦大学医院已经完成了一项关于子宫动脉栓塞后卵巢功能的研究发现,在 45 岁以下的女性中,子宫肌瘤栓塞后用来判断卵巢储备功能的尿促卵泡素(FSH)不会发生永久性的改变,大约有 1%的可能性,患者可能因伤害或感染的子宫,需要子宫切除术。其他盆腔器官损伤是可能的,但尚无报道,发生其他显著的并发症的机会不到 4%。

37 子宫肌瘤栓塞效果怎么样?

截至今天,全世界已有 20 000~25 000 名患者做了子宫肌瘤栓塞术。一些中心的初步结果,以及那些已经发表或在学术会议上报道的结果表明,子宫肌瘤栓塞后,有 85%~90%患者的肌瘤相关症状明显改善。重度月经出血、压迫症状和疼痛等症状的改善率是相似的。大多数患者都认为这个过程是可以忍受的,在几乎所有的情况下住院是有必要的,且一般只住一个晚上。在一些医院,患者当天治疗当天出院。患者治疗后的生活质量也有明显改善。乔治敦大学医院完成的问卷研究显示,症状和生活质量的改善是非常明显的。在治疗后 3 个月,子宫肌瘤的体积平均减少 40%~50%,子宫的总体积缩小 30%~40%。随着时间的推移,子宫肌瘤会继续萎缩。几年的随访发现,不会出现成功栓塞后的肌瘤的再生,患者是否会出现新的子宫肌瘤目前无明确的研究结果。

38 子宫肌瘤栓塞治疗的优点是什么?

(1)最大的优点在于能完好地保留子宫功能,如正常月经、妊娠及分娩,并且不影响受孕;它避免了手术的创伤及术后的一系列并发症,在症状改善上的效果可以同手术相媲美。

（2）因创伤小，恢复快，住院时间短使患者易于接受。

（3）较传统手术治疗简便且经济，节省费用。一般不用输血。

（4）最后，这种疗法的优点是给自己留下相当大的余地，即使栓塞失败，仍可应用手术及药物治疗。子宫动脉栓塞在有症状子宫肌瘤的治疗上表现出极大的潜力和独特的优势。

温馨提示

为了进一步评估子宫动脉栓塞后对卵巢功能的影响，乔治敦大学医院已经完成了一项子宫动脉栓塞后对卵巢功能影响的研究。在 35 位 45 岁以下的妇女中，子宫肌瘤栓塞后 FSH 激素没有发生永久性改变，这些妇女也没有出现月经周期的消失。

39 子宫动脉栓塞术后还能怀孕吗？

虽然子宫肌瘤栓塞术没有被用作不孕的治疗，但有许多子宫动脉栓塞术后怀孕的患者。子宫动脉栓塞术对妇女的怀孕能力的长期影响仍然不明确。它可能会减少一些妇女怀孕的机会，但在另一些人，它可能同样会增加怀孕的机会。

子宫动脉栓塞术可能会通过多种方式影响怀孕。在手术过程中，子宫动脉的血流减少或者至少是暂时性地减少。它对怀孕能力或怀孕的持续下去的影响是不确定的。在多数患者中，子宫正常部分的动脉重新开放，对子宫有永久性损伤是罕见的。由于子宫肌瘤的坏死并开始萎缩，在某些病例可能会削弱子宫壁。这是最有可能发生在大的子宫肌瘤，肌瘤跨越整个子宫壁。然而，子宫肌瘤压缩正常子宫组织相邻的组织，当肌瘤萎缩时，我们看到了正常的组织恢复到正常的形态。对于任何一个人来说，很难预测子宫是否会萎缩到影响怀孕及婴儿的分娩。已经怀孕的患者，我们建议进行超声评估植入部位与子宫壁的完整性。

子宫肌瘤栓塞的另一个潜在的影响是月经周期的消失和停经的出现。绝

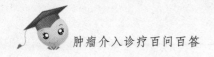

大多数有过子宫肌瘤栓塞治疗的女性,都有正常的月经周期并且出血减少。曾经有几个妇女(她们大多数人都是接近更年期),在子宫动脉栓塞术后出现了停经。由于栓塞治疗的结果,最有可能是由于卵巢供血的减少。大多数研究人员都指出,子宫动脉栓塞后有2%~6%的患者月经周期消失和出现更年期的可能性。有一项研究指出,在栓塞后15%的患者出现绝经,但其原因不明。

急诊的介入诊疗

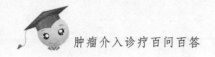

1 肝癌破裂出血有危险性？

肝癌破裂是原发性肝癌严重的并发症之一，发生率为 2.5%~20%。临床多发病急、病情风险大、预后较差、死亡率高，是原发性肝癌的主要死亡原因之一，约占肝癌死因的 10%。

2 是什么原因导致肝癌破裂呢？

原因主要有外力因素和内在因素。外力因素主要指的是，当肿瘤位于肝膈面的表观位置时，即肿瘤位于肝脏靠外侧，又突出肝脏轮廓生长时，受到外力冲击就容易破裂出血。因为肿瘤包膜比较薄，而且癌组织本身也比较脆弱，所以更容易出血。

内在因素

肝癌的自发破裂出血，其机制至今也不是很明确。很多学者认为与下列因素有关：①肿瘤直接侵蚀血管出血；②肿瘤生长迅速，瘤体因供血不足发生破裂出血、坏死，中心液化急剧增大致外包膜破裂出血；③肿瘤破溃或液化后合并感染；④肝癌常伴肝硬化、肝功能损害、凝血机制异常；⑤急性腹内压增高的因素，如咳嗽、呕吐等，均可致肿瘤破裂出血。

3 肝癌破裂出血时患者会有什么样的表现呢？

每位患者的病情不同，造成的破裂口大小也不同，进而决定了出血的速度和出血量。一般情况下，破口小出血量少时，患者可出现右上腹轻微的局限性疼痛，数天后症状逐渐缓解。当破口较大时，由于出血速度快，出血量多，患者会表现出剧烈腹痛、腹胀、恶心、呕吐、面色苍白、出冷汗、血压降低、脉搏增快等症状，严重时患者还可发生休克。

4 如何确诊是肝癌破裂出血呢？

肝癌破裂出血的诊断并不困难，首先肝癌已确诊存在，再有患者腹部查体一般有明显的压痛、反跳痛、腹肌紧张、肝区叩痛明显。当出血量大，可叩及移动性浊音，尤其是当腹腔穿刺可抽出不凝血时，诊断阳性率可达 100%。当然还可以借助影像学检查进一步明确出血的部位,比如 B 超或者强化 CT。

5 什么是腹腔穿刺呢?

腹腔穿刺就是用细针刺入腹腔,如果抽出不凝的血液,证明腹腔内有活动性出血;如果该患者又患有肝癌的话,则一般就可诊断为肝癌破裂出血。

6 肝癌破裂出血需要如何治疗?

肝癌破裂出血病情比较凶险,需要积极的及时治疗。治疗方法主要有两种:一是外科切除;二是微创治疗,即肝动脉栓塞术。

7 肝癌破裂出血患者是否能耐受介入手术呢?

因介入手术创伤比较小,而且一般行肝动脉栓塞术,有经验的介入医生在 30 分钟内就能完成全部手术。而且此时以抢救患者为主,很少给化疗药物,所以单纯的介入术后反应很小,主要还是出血本身的一些反应。

温馨提示

肝癌破裂出血的患者一般都合并有肝硬化、肝功能不全,很少能耐受外科切除,所以在临床上大多采用介入治疗,即肝动脉栓塞术,就是经股动脉然后行肝动脉造影,这样就可以看见哪支血管破了,然后把它栓塞住,就可以了。其效果确切而且立竿见影。

8 当患者肿瘤破裂出血时,应如何护理呢?

如果在医院发生肿瘤破裂出血,家属要及时通知医生,医生会做相应的处理。如果患者在家里发生出血,则首先打 120 急救电话,同时尽量在 120 到来之前,让患者卧床休息、禁止活动。

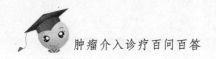
肝癌破裂出血的预后

影响肝癌破裂出血预后的主要因素为：术前血清总胆红素的水平，入院时的休克程度及基础肝病。对肝功分级、肿瘤分期相似的患者，肝癌破裂出血患者与非破裂患者的 1、3、5 年生存率没有显著性差异。肝癌破裂出血病情虽然凶险，但若能及时发现并及时治疗，则患者的受益会比较大。

前列腺癌的介入诊疗

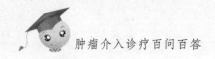

1 前列腺癌如何筛查？

不少老年患者没有任何不舒服或症状，在到医院体检时才发现自己得了前列腺癌。另外一些患者一直按前列腺增生治疗，进一步检查却发现已是晚期前列腺癌。

前列腺癌发生的早期，肿瘤体积小，而且往往进展缓慢，对尿道不形成压迫，因此临床上没有任何排尿症状。但部分患者如果任其发展，就会逐渐形成结节。这时如果及时体检或筛查，并给予积极治疗，一般都会获得良好的疗效。如果任其发展，不给予任何干预，肿瘤就会逐渐增大，有的会压迫尿道，造成患者排尿困难等症状，而且很难和患者合并的良性前列腺增生（BPH）症状或BPH患者的症状相鉴别。部分患者甚至穿透前列腺最外面的包膜，有的会侵犯到膀胱、精囊等器官，进而出现尿频、大便刺激症状、血精等。出现这些症状的患者临床分期都较晚了。如果任其发展，未做任何防范，肿瘤细胞就会随着血液、淋巴液等向远处转移。

> **温馨提示**
>
> 部分患者出现腰骶部或背部疼痛，去医院检查才发现是前列腺癌骨转移了。前列腺癌发展到了这个阶段，目前的医疗技术水平就做不到对肿瘤细胞的治愈了。

因此，前列腺癌的早期诊断非常重要。研究表明，如果肿瘤处于局限在前列腺内部的早期阶段，行前列腺癌根治术，术后10年存活率超过90%。换句话说，就是根治手术确实可以达到根治的效果。所以，如能早期发现早期前列腺癌并积极治疗，预后是非常乐观的。但是，目前国内前列腺癌的诊治现状还不是很令人满意，很多患者发现时已进入晚期。数据显示，我国前列腺癌有一个重要特点，那就是中晚期前列腺癌患者比例明显高于国外，接近50%，而欧美国家只有不到20%。

那么如何早期筛查发现前列腺癌呢？下面介绍几种临床广泛应用并颇为有效的筛查方法，即前列腺特异性抗原、直肠指诊及经直肠超声检查。

2 PSA 升高一定是前列腺癌吗?

前列腺特异性抗原(PSA)是目前最为敏感的前列腺癌肿瘤标志物,在前列腺癌的诊治工作中具有十分重大的意义。它使前列腺癌的诊断提早了5~8年。PSA 是一种单链糖蛋白,主要由前列腺腺管上皮细胞产生,通过前列腺管腔进入精液,而不进入人体的血液。但当前列腺内出现恶性肿瘤,癌细胞就会破坏前列腺上皮下面的基底膜,从而使 PSA 通过这种非正常途径进入血液,并使血清中 PSA 浓度发生很大变化。

健康男性 PSA 浓度 <4ng/mL。当 PSA >10ng/mL 时,多数患者(达70%)会被诊断为前列腺癌。但也有其他因素可能会影响临床判断,需要鉴别排除。例如,前列腺炎是影响 PSA 检查的 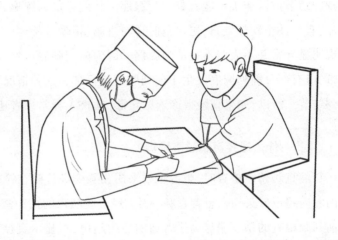 常见疾病。在前列腺炎症的状态下,上皮细胞以及基底膜可能遭到破坏,造成 PSA 泄露增加,引起血清中 PSA 异常升高。这时,医生需通过正规抗炎等治疗控制前列腺炎症,然后进行复查来判断 PSA 升高是否由前列腺炎症引起。而当 PSA 为 4~10ng/mL 时,则称为 PSA 的灰区,这时还需结合以下数据进行综合判断:PSA 密度,即血清总 PSA(ng/mL)/前列腺(cm³),临床上>0.15 建议行前列腺穿刺活检;PSA 速率,即单位时间内PSA 的升高量,如果每年升高超过 0.75ng/mL,建议行前列腺穿刺活检;游离与总 PSA 比值,一般以 0.15~0.20 为界限。

因此,PSA 升高并不表明一定患上了前列腺癌,为了身体的健康,一定要进行进一步筛查,以防漏诊。

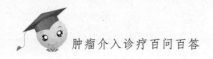
3 直肠指诊能发现前列腺癌吗？

直肠指诊是泌尿外科医生检查前列腺最常用的检查方法，简便易行、无需借助任何设备，时间短，当场就知道结果。在经验丰富的泌尿外科医生的手中，对于前列腺癌的发现，准确性可高达60%。行这项检查时，应让患者在检查床上采取胸膝位或者屈膝侧卧位。正常的前列腺质地柔软，表面光滑，类似拇指与小指捏紧时鱼际的触感。而在前列腺癌时，直肠指诊有异常的表现。医生常会摸到前列腺向外鼓起的结节，或者部分区域的质地比其他地方硬。这些异常表现的结节或区域很可能就是前列腺癌。特别是前列腺癌较晚时，触诊更为明显，有时甚至硬如结石，更严重时还与直肠、精囊等粘连。当然，直肠指诊未发现明显异常并不表明不是前列腺癌。因为前列腺癌虽然好发于前列腺的外周带，但有部分前列腺癌发生于前列腺的移行带。这种情况下，直肠指诊很难摸到结节。所以，如果直肠指诊未见异常，对 PSA 异常患者还需做进一步检查。

4 什么是经直肠超声检查？

经直肠超声检查时，患者也要采用屈膝侧卧位躺在检查床上，医生将专用的腔内超声探头插入患者直肠。因为经直肠超声的探头紧贴前列腺，所以其对前列腺检查的精度明显高于普通的经腹超声，可显示直径为 5mm 的前列腺肿瘤。经直肠超声较经直肠指诊直观，特别是对于典型的前列腺癌病例。其超声表现通常为不同回声强度的结节，通常为低回声，也有等回声或混合回声。目前，该检查仍被视为前列腺癌筛查中最具临床应用价值的方法，而且因为其和上述经直肠指诊相比，可以弥补直肠指诊有时不能获得前列腺全貌的不足。所以，两者相结合往往可以更准确地检查前列腺。目前，经直肠超声检查是前列腺癌诊断中不可或缺的较精准的影像学检查方法。

5 前列腺癌诊断的"金标准"是什么？

如上所述，对中老年男性患者，通过上述筛查可发现是否患有前列腺癌，但并不能作为确诊前列腺癌的依据。前列腺癌的确诊必须依赖前列腺组织的穿刺活检,所以说前列腺癌诊断的金标准仍然是穿刺活检。一般来说,目前前列腺的穿刺活检多为超声引导下的前列腺穿刺活检,按照穿刺针的进针入路,又分为经直肠和经会阴两种活检方式,各有优缺点。以经直肠前列腺穿刺活检为例,患者体位与经直肠超声检查相同,引导穿刺针的超声探头也与经直肠超声探头相同。在穿刺时,可对超声或直肠指诊发现的可疑病灶或结节进行穿刺,也可在此基础上,将前列腺平均分区,每区分别取材,共系统穿刺 10~12 针。该方法较传统的经直肠盲穿的方法,准确性大大提高,优点较多。比如,定位准确,可覆盖盲穿可能遗漏的区域,取得的组织一般也较整齐,病理检查准确,疼痛也轻微,一般均可耐受。超声引导下的前列腺穿刺活检安全有效,准确性高,在前列腺癌的诊断中起着不可或缺的重要作用。

6 什么情况下要再次穿刺活检?

有些患者穿刺结果虽然不是前列腺癌,却是从未听过的高级别前列腺上皮内瘤,碰到这种情况是不是就可以高枕无忧呢?首先让我们了解一下前列腺上皮内瘤是什么。这是一个病理学名词,它虽然不是前列腺癌,但往往与前列腺癌并发。现有研究已表明,高级别上皮内瘤变,5 年内将有超过半数会发生前列腺癌,因此它常常提示患者的前列腺内很可能藏有前列腺癌。所以,对待高级别前列腺上皮内瘤这样的诊断,绝不可掉以轻心,必须定期复查血清 PSA,必要时再次行前列腺穿刺活检。那么除此之外还有哪些情况需要再次穿刺活检呢?还有一个病理学名称叫前列腺上皮不典型增生,这种病变和高级别上皮内瘤变非常相似,也提示其周围可能存在有前列腺癌。另外,如果患者在随访过程中出现 PSA 水平连续升高或者持续在一个较高水平,也有必要再次穿刺活检。

7 前列腺癌如何病理评分?

一般来说,肿瘤的恶性程度与肿瘤的分化程度和级别程度密切相关。分化程度越低,肿瘤恶性程度越高,越容易生长和进展。前列腺的恶性程度如何,即病理分级,需要借助 Gleason 评分,它是由美国 Gleason 医生研究后率先提出并命名的。他根据前列腺癌细胞的腺体结构形态分为 5 级,1 级肿瘤分化最好,5 级分化最差。而且同一个前列腺内主要的组织学类型和次要的组织学类型会

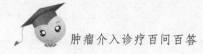

呈现不同的 Gleason 分级,Glea-son 评分即为两者相加而得。如果两个患者总分同为 7 分,并不代表两人的前列腺癌恶性程度相同，例如，4+3 的恶性程度高于 3+4,因为主要组织类型恶性程度更高。而 Gleason 评分与前列腺癌的恶性程度、侵袭程度以及转移和复发程度密切相关,具有重要的临床意义。

温馨提示

目前,Gleason 评分总分范围为 2~10 分,2~4 分视为高分化前列腺癌,5~7 分视为中分化前列腺癌,8~10 分视为低分化前列腺癌。

8 如何进行临床分期?

前列腺癌的临床分期对于治疗方法的选择以及预后的评价至关重要。通过 CT、MRI 以及骨扫描等,可以对前列腺癌进行明确的临床分期。目前比较公认的是 2002 年 AJCC 的 TNM 分期系统。其中,T 分期指原发肿瘤的局部情况,主要通过直肠指诊、MRI 和前列腺穿刺活检情况来确定;N 分期表示淋巴结情况, 所以盆腔 CT 或 MRI 检查尤为必要是 N 分期对于能否行根治性手术或放疗非常重要;M 分期主要是针对骨转移, 因为前列腺癌最容易向骨骼转移, 因此前列腺癌诊断明确后,为准确分期建议进行全身骨转移检查,因为一旦骨骼多处转移,患者就不再适合行治愈性治疗。骨扫描检查对早期的骨骼变化非常敏感。研究显示,它比 X 线发现骨转移病变至少提前半年。如果没有骨转移而仅有淋巴结转移,而且患者身体情况允许,仍可行前列腺癌根治术加淋巴结清扫术。

9 何谓早期前列腺癌?

患者对肿瘤的分期非常重视,因为肿瘤的早晚期直接决定了肿瘤的预后。前列腺癌处于早期时,就有机会行治愈性治疗,而一旦进入晚期就意味着失去了根治的机会,肿瘤将逐步进入各种疗法都无法控制的时期,预后极差。

早期前列腺癌

通俗地讲,一般以前列腺包膜为界,像是一道防护墙,如果前列腺癌没有超过这道墙就是早期,如果突破了这道墙就不属于早期而是晚期。这道墙厚度虽然不足 1mm,但一般非常结实很难突破。因为它结构致密,由结缔组织和平滑肌组成,分 3 层:外层是一层疏松结缔组织,有丰富的静脉血管网;中层为质地致密的纤维层,是由盆腔筋膜延续包裹前列腺形成;内层为平滑肌组织。这些层次也常常互相交织,很难完全区分。当然这只是简单粗略地区分,而真正决定前列腺癌治疗方法及预后的准确临床分期要相对复杂得多。而对于这种按照简单地有无突破前列腺包膜的方法区分的早期前列腺癌又称为器官局限性前列腺癌。

10 前列腺癌容易向哪里转移?

前列腺癌一旦突破前列腺包膜,就容易发生转移。那么前列腺通常有哪些转移途径又容易向哪儿转移呢?①前列腺癌的直接蔓延。前列腺癌刚刚将包膜穿破后向局部进行扩散,向膀胱底部、精囊腺、输精管、尿道等蔓延。一般情况下,很少向直肠进行直接转移,这是由于癌肿细胞不能轻易地将直肠膀胱筋膜穿透。②前列腺癌的血行转移。在临床上,前列腺癌血行转移的现象是非常多见的。癌肿细胞随着血行转移,累及骨骼、肺部、肝脏等部位,其中骨转移最为常见,尤其是腰椎、骨盆以及肋骨更为多见。有的患者甚至因为骨痛才到医院检查发现是前列腺癌,但为时已晚,应该引起足够的重视。③前列腺癌的淋巴转移。前列腺癌最常侵犯的淋巴结包括髂内、髂外、腹主动脉旁、腹股沟等淋巴结,与此同时,还可侵入胸导管、锁骨下淋巴结等部位。

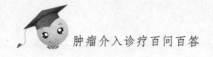

11 前列腺癌一定要治疗吗？

前列腺癌是一种老年病。国外尸检研究发现,在七八十岁的男性中,一半以上发现已患前列腺癌,但其中很多人并非死于前列腺癌。换句话说,许多前列腺癌并不致命。因此许多学者提出,对于一部分早期前列腺癌患者,可以定期密切观察,而不采取任何治疗措施,而后根据情况再行必要的治疗。这种暂不处理的方式称为"主动监测"或称"待机处理"。那么早期前列腺患者中,哪些是可以主动监测而暂不处理呢？这需要对肿瘤的临床分期、患者的一般状况、预期寿命等综合考虑。比如临床分期为 T1a 期,Gleason 评分为 2~4 分的前列腺偶发癌,就可以进行主动监测。但应严密地进行随访,每 3~6 个月应进行全面评估。如果是预期寿命少于 10 年的早期前列腺癌患者,特别那些还伴有心肺疾病的患者,多数也可以采取主动监测。因此,并非所有前列腺癌,都需要立刻进行治疗,应综合考虑患者情况再确定。对于主动监测的患者要进行严密的随访,并根据患者病情变化做出相应的调整。

12 哪些情况下主动监测应转为积极治疗？

主动监测并非一成不变,当出现一些临床情况变化时,应转为积极治疗。前列腺穿刺活检的病理是最客观的证据,Gleason 评分超过 4+3,或者穿刺组织中发现的肿瘤组织明显增多时,需要积极治疗。患者本人的意愿也是必须考虑的重要因素,因为主动监测必须进行严密的定期随访。PSA 倍增时间<3 年或 PSA 增速>每年 2ng/mL 即可能提示疾病进展。但是,由于缺乏特异性,目前可作为进一步评估的参考。当 Gleason 评分<6 而 PSA 上升很快时,进一步的多参数 MRI 检查如果阳性,也需要积极治疗。

13 前列腺癌能根治吗？

前列腺癌如果处于早期或者说局限在前列腺内,是完全可以通过手术切除整个前列腺,彻底清除前列腺内部的肿瘤,即所谓前列腺癌根治术。如果前列腺肿瘤转移到骨骼及周围的淋巴结,手术将无法彻底切除这些病灶,即达不到根治的效果。但是对于年龄较大，预期寿命少于 10 年的前列腺癌患者，接受前列腺癌根治术也不能从中获益。

前列腺癌根治术适应证

肿瘤的临床分期为器官局限性前列腺癌，即早期前列腺癌，未出现骨骼或周围淋巴结的转移；患者的预期寿命大于 10 年。

14 如何进行前列腺癌的激素治疗？

前列腺癌患者如果不能进行手术或者放疗(后面会介绍)，首选激素治疗。前列腺癌的激素治疗包括去势治疗(手术或药物去势)、抗雄激素治疗以及全雄阻断治疗(即前两者相加)3 种。因为手术去势(即切除睾丸)是一种不可逆转的治疗，且会对患者造成一定的心理影响，因此对于初治的、经济条件尚可的前列腺癌患者，一般不推荐作为激素治疗的手段。临床上目前常用的激素治疗方法包括药物去势治疗和药物去势联合抗雄激素治疗的全雄阻断治疗法。对于部分肿瘤体积较大，血清 PSA 很高的未转移的前列腺癌患者，也可在术前进行一段时间的激素治疗，称为前列腺癌激素新辅助治疗，其目的是缩小肿瘤体积，提高手术治疗的彻底性。推荐治疗时间为 6 个月，但因为对其远期疗效还有争议，所以不推荐将这种新辅助激素疗法作为常规的治疗手段。

15 放疗能达到根治的效果吗？

确诊为早期前列腺癌的部分患者，因为一般情况差、并发症多、不能耐受根治术或预期寿命小于 10 年，是不是就没有创伤小些的根治办法吗？办法还是有的，那就是放射治疗，简称放疗，俗称照光。它是通过应

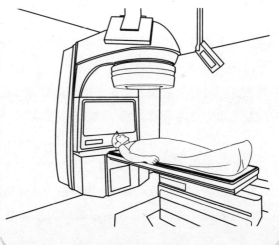

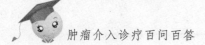

用放射线治疗肿瘤等疾病的一种方法,而增殖活跃的肿瘤细胞在放射线的照射下会慢慢死亡。几十年的临床经验已经证实,足够剂量的放疗可以有效控制前列腺癌,并且在相当长的一段时间内(10 年左右)几乎可以达到和根治术相同的治

疗效果,因此也称为根治性放疗。

前列腺癌放疗可分为外照射和内照射两种。外照射更为常用,指放射源位于体外一定距离集中照射靶区(前列腺癌患者的外放射靶区包括前列腺区、精囊、后尿道及盆腔淋巴结等)。常用放疗设备有 ^{60}Co 治疗机和医用电子直线加速器。近年来肿瘤放疗技术已出现重大革新,即通过计算机测量前列腺三维结构而对前列腺癌患者进行三维适形放疗,在临床上已得到越来越广泛的应用。其优点在于,可使肿瘤部位获得比常规放射治疗高得多的剂量,而肿瘤周围正常组织的照射量明显减少,因此疗效更好并且不良反应更小。包括三维适形放疗在内的外照射放疗适用于所有预期寿命少于 10 年的早期前列腺癌患者,对盆腔淋巴结转移的前列腺癌患者采用外照射放疗也取得了很好的疗效。

近距离放疗是将放射源直接放入前列腺肿瘤组织内部的照射方法。近距离放疗主要应用的放射源种类有 ^{125}I、^{60}Co、^{137}Cs 等。根据放射性同位素种类的不同,前列腺癌的近距离放疗基本上为两种,即暂时性植入和永久性植入。永久性植入是将放射性核素种子永久性放置在前列腺组织内,放射性核素在几周甚至几个月内释放射线。该操作可以一次性完成,无须住院,日间病房即可完成。但是由于照射源永久地置于体内,因此有放射性污染的可能,而且一旦植入其取出比较困难。暂时性置入因治疗成本高,目前应用尚不广泛。近距离放疗只适用于早期前列腺癌。如果患者已经出现淋巴结转移则不适合,因为它和外照射不同,它主要只能对前列腺局部进行放射性治疗。

16 前列腺癌的其他治疗方法有哪些？

上面讲了很多前列腺癌的治疗方法，包括前列腺癌根治术、放射治疗、激素治疗等。那么对于一般情况差的早期或局部进展性前列腺癌，医生和患者一直在追求更加微创且较彻底的疗法，所以也先后出现了冷冻、射频及高强度聚焦超声等消融术式，统称局部治疗。根据国内外的各中心报道的数据看，局部治疗可以作为不适合进行前列腺癌根治术患者的可选择治疗之一。其中前列腺癌的冷冻治疗(CSAP)，2008 年美国泌尿外科

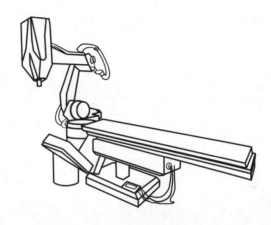

学会(AUA)达成共识，推荐氩氦刀冷冻用于新诊断的或放疗后复发的局限性前列腺癌的治疗。

17 前列腺癌冷冻治疗的适应证及优点有哪些？

前列腺癌冷冻治疗与前列腺癌根治术相比，有损伤小恢复快的优点；与放疗相比，优点是无放射性危险、直肠损伤率较低。其适应证主要有局限性前列腺癌及姑息性局部治疗及挽救性局部治疗。其中局限性前列腺患者一般预期寿命少于 10 年或由于其他原因不适合行外科手术治疗，而且前列腺体积应不超过 40mL(以保证有效的冷冻范围)。冷冻治疗也可用于已转移的前列腺癌患者的姑息性局部治疗，以控制局部肿瘤的发展，缓解由其引起的症状。还可用于前列腺癌放疗后局部复发的挽救性治疗。目前采用氩气及氦气作为媒介进行冷冻消融，所以又俗称氩氦刀。该冷冻治疗系统为广大前列腺癌患者提供了一种低死亡率、失血量少、住院时间短、可重复操作的微创方法；同时为高龄体弱以及畏惧手术的前列腺癌患者提供了理想的选择。

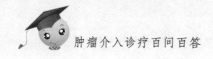
　　过去的 20 多年,前列腺癌冷冻治疗已取得迅速发展,这主要归功于下列因素:监控探针放置及冰球情况的实时直肠超声的应用;尿道保温装置的标准化应用;多根冷冻探针的同步应用等。

肾癌的介入诊疗

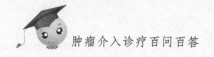

1 什么是肾癌？

肾细胞癌是起源于肾实质泌尿小管上皮系统的恶性肿瘤，又称肾腺癌，简称为肾癌，占肾脏恶性肿瘤的 80%~90%。包括起源于泌尿小管不同部位的各种肾细胞癌亚型，但不包括来源于肾盂尿路上皮系统的肿瘤。肾癌占成人恶性肿瘤的 2%~3%，其中发达国家发病率高于发展中国家。我国各地区肾癌的发病率及死亡率差异较大，2009 年肾癌的发病率为 1.46/10 万。男女患者发病率比例约为 1.83:1，发病高发年龄为 50~70 岁。

2 肾癌的发病与哪些因素有关？

肾癌病因不明。目前认为，其发病与遗传、吸烟、肥胖、高血压及抗高血压治疗等有关。其中遗传性肾癌或家族性肾癌占肾癌总数的 2%~4%，多数家族性肾癌发病年龄比较早，趋于多病灶和双侧性。非遗传因素引起的肾癌称为散发性肾癌。大量的前瞻性观察发现，吸烟与肾癌发病正相关。吸烟者发生肾癌的相对危险因素(RR)=2，且吸烟 30 年以上、吸无过滤嘴香烟的人患肾癌的危险性上升。发表在 2000 年 11 月 2 日出版的新英格兰医学杂志上的一项前瞻性研究表明，高体重指数(BMI)和高血压是与男性肾癌危险性升高相关的两个独立因素。在职业方面，有报道称接触金属的工人、报业印刷工人、焦炭工人、干洗业和石油化工产品工作者肾癌发病和死亡危险性增加。不吸烟以及避免肥胖是预防发生肾癌的重要方法。

3 肾癌有哪些种类？

1997 年 WHO 根据肿瘤细胞起源以及基因改变等特点制订了肾实质上皮性肿瘤分类标准。2004 年 WHO 对该分类进行了修改，并得到广泛应用，主要分为肾透明细胞癌、肾乳头状腺癌、肾嫌色细胞癌及未分类肾细胞癌 4 个分型。在组织学分期方面，则推荐采用将肾癌分为高分化、中分化、低分化的分级标准。

4 肾癌的临床表现有哪些？

临床症状典型的肾癌患者会出现血尿、腰痛、腹部包块，即所谓"肾癌三联征"。但这些患者往往已是晚期肾癌，占肾癌患者总数已不足10%。而有些患者发现肾癌甚至是因为转移至别处产生症状才发现，如骨转移所致骨痛、肺转移所致持续性咳嗽等，这部分患者甚至占肾癌患者的30%左右。但随着体检意识的增强，偶然发现的无症状肾癌，又称偶发癌的概率逐渐增加，约占50%以上。而有症状的肾癌患者中，10%~40%会出现高血压、贫血、体重减轻、恶病质、发热、红细胞增多症、肝功能异常、高钙血症、高血糖、血沉增快、神经肌肉病变、淀粉样变性、溢乳症、凝血机制异常等改变，统称为副瘤综合征。在转移性肾癌患者中转移的脏器发生率依次为肺脏转移、骨转移、肝转移、肾上腺转移、皮肤转移、脑转移，其中又有超过10%为多脏器转移。

5 如何诊断肾癌？

肾癌的临床诊断主要依靠影像学检查。推荐必须进行的影像学检查包括腹部B超、腹部CT平扫加增强、胸部CT平扫，这些是诊断以及术前临床分期的主要依据。如果影像学上已发现肾肿瘤，是否需常规进行骨扫描，答案是不需要。但是如出现以下情况建议进行：有相应骨症状；碱性磷酸酶升高；出现淋巴结转移或肿瘤侵及肾静脉或除同侧肾上腺之外的肾周组织，但未超过肾周筋膜的肾癌患者。而如果出现头痛或相应神经系统症状患者建议行头部MRI或CT扫描。

6 肾肿瘤能穿刺活检吗？

如果患者发现了肾肿瘤，但是影像学检查不能明确良恶性质，患者暂时又不想进行手术，那么可以进行肾肿瘤穿刺活检吗？操作安全吗？穿刺会引起种植转移吗？这些都是患者及家属常担心的问题。进行肾穿刺活检常见于以下情况：对于小的肾脏肿瘤暂不手术但患者希望进行密切监测；在进行消融治疗前明确病理诊断；在进行靶向治疗或放化疗前明确病理诊断。穿刺一般在超声或

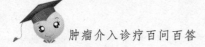

CT 引导下进行,一般需穿刺两针。肾肿瘤的穿刺活检具有极高的特异性和敏感性。肾肿瘤穿刺活检常见的并发症包括肾周血肿或肾包膜下血肿,都具有自愈性,无需特别处理。而现有数据表明,肾肿瘤穿刺活检发生种植转移的概率极低。因此,肾肿瘤穿刺活检对于不准备行手术治疗的患者术前明确诊断具有较好的临床意义。

7 肾癌是怎样进行临床分期的?

目前广泛应用的肾癌分期是 2010 年 AJCC 的 TNM 分期。肿瘤局限于肾脏且最大径不超过 7cm 属于 T1 期,其中<4cm 者属于 T1a 期,即我们俗称的早期小肾癌;而肿瘤局限于肾脏但最大径>7cm 者,则属于 T2 期;如果肿瘤侵及肾静脉或除同侧肾上腺外的肾周围组织,但未超过肾周筋膜,则是 T3 期;肿瘤侵透肾周筋膜,包括侵及邻近肿瘤的同侧肾上腺,则是 T4 期。没有区域淋巴结转移为 N0,如果出现了区域淋巴结转移则称为 N1。无远处转移为 M0,有远处转移为 M1。

8 肾癌的临床分期的意义?

TNM 分期为 T1–2N0M0 的肾癌,称为局限性肾癌;有区域淋巴结转移者,T 分期又未超过 T3 者,称为局部进展期肾癌;T4 期或者有远处转移者则是转移性肾癌。临床分期直接决定了治疗方式。局限性肾癌和局部进展期肾癌均首选外科手术治疗(后面将具体介绍手术方式),而对于转移性肾癌,则应采取综合治疗,即手术治疗联合药物治疗。

9 肾癌都向哪些远处转移?

在转移性肾癌患者中转移的脏器发生率依次为肺脏转移、骨转移、肝转移、肾上腺转移、皮肤转移、脑转移,其中又有超过 10%为多脏器转移。

10 肾癌能根治吗?

肾癌根治术是公认的可能治愈肾癌的方法。对于临床分期不适合肾部分切除的 T1 期肾癌患者以及 T2 期的局限性肾癌患者，肾癌根治术是首选的治疗方法。肾癌根治手术包括开放手术、腹腔镜手术、单孔腹腔镜手术、机器人腹腔镜手术，局部复发率仅为 1%左右。国外数据显示，没有明确证据提示肾癌患者行区域或广泛性淋巴结切除术能提高患者的总生存时间，因此不推荐对局限性肾癌患者行区域或扩大淋巴结清扫术。

11 消融手术适合哪些肾癌患者?

对于不适合手术的小肾癌患者，可以采用射频消融、冷冻消融、高强度聚焦超声等局部消融治疗。以下患者可以选择消融手术：不适合开放手术、需尽可能保留肾单位者、有严重并发症、肾功能不全者、遗传性肾癌、双肾肾癌、肿瘤最大径<4cm 且位于肾周边的肾癌患者。而且，根据最新的 AVA2017 指南对于小肾癌，要对患者告知消融术的可行性。对 T1a 期或是直径小于 3cm 的肾癌应考虑消融治疗作为手术的替代方案。

12 肾癌的术后免疫治疗有效吗?

肾癌主要依靠手术治疗，对放疗、化疗都几乎不敏感，而对于分期较晚或者已经发生转移的肾癌患者，术后可以进行免疫治疗。20 世纪 90 年代起，中、高剂量 IFN-α 和(或)IL-2 一直作为转移性肾癌标准的一线治疗。但是对于转移性肾癌，数据显示，细胞因子治疗的客观反应率仅为 5%~27%，中位无进展生存期仅为 3~5 个月，因此疗效并不尽如人意。而较多临床研究证实，900 万单位以上的中、高剂量 IFN-α 治疗转移性肾癌患者可较安慰剂延长疾病无进展生存一倍以上，特别对那些低中危肾透明细胞癌患者，其临床效果更好。国外还有研究显示，贝伐单抗联合 IFN-α 较单用 IFN-α 有更好的效率和疾病无进展生存。但总体来说，肾癌免疫治疗的客观反应性不高，在使用时应客观地向患者家属交代其治疗效果的局限性。

13 肾癌的靶向药物治疗有效吗?

近年来，国内外研究均表明，与免疫治疗相比，分子靶向药物治疗能显著

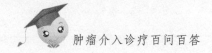

提高转移性肾癌的客观反应性,延长疾病无进展生存期和总生存期。因此,从 2006 年起,NCCN、EAU 将分子靶向药物作为转移性肾癌的一二线治疗用药。这些分子靶向药物中,一线用药主要包括索拉非尼和舒尼替尼。索拉非尼是一种多效激酶抑制剂,具有拮抗丝氨酸或苏氨酸激酶的作用,如 Raf,VEGFR-2、3,c-KIT 的活性。2006 年 4 月至 2007 年 8 月间,对索拉非尼治疗的中国晚期肾细胞癌患者进行了安全性及疗效分析的开放、多中心、非对照临床研究。结果显示,疾病控制率高达 84%,中位疾病无进展时间为 9.6 个月。毒副反应包括手足皮肤反应、高血压、腹泻、白细胞减少、高尿酸血症等,同期疾病控制率与国外 III 期研究结果相一致。推荐索拉非尼用量为 400mg,每日两次。

舒尼替尼是一种羟吲哚酪氨酸激酶抑制剂,选择性抑制 PDGFR-α、β,VEGFR-1、2、3,KIT 等,具有抗肿瘤和抗血管发生活性。国外有关舒尼替尼治疗晚期肾细胞癌疗效的研究显示,其疾病控制率 87%。国内研究显示,舒尼替尼治疗晚期肾癌患者,中位疾病无进展生存为 14.2 个月,中位总体生存为 30.7 个月,客观缓解率为 30%。常见的不良反应为手足综合征、乏力、白细胞减少、高血压、血小板减少、贫血等。

14 肾癌如何做冷冻治疗?

事实上,权威数据提示 20% 影像学上恶性表现的早期小肾"癌"(T1a)病理结果为良性。因此对于早期肾癌,业内专家已就其治疗最终目标达成共识,包括肿瘤特异性生存、肾功能的保护、减少治疗相关死亡率,以及患者的术后生存质量,尽管存在争议并依赖于基础的肾功能状态,但热缺血时间超过 30 分钟可能造成的肾脏不可逆缺血后损伤已经成为泌尿外科医生都在遵循的标准。因此无需血管阻断、更加微创、对肾功能影响极小的原位肿瘤冷冻消融的应用逐渐得到拓展,尤其是冷冻消融术。20 世纪 90 年代,根据物理学 Joule-Thompson 原理应用氩气和氦气(俗称"氩氦刀")标志着现代冷冻技术的开始,细冷冻"刀头"使直接经皮穿刺成为可能。可采用局部麻醉下 B 超或 CT 引导下肾癌冷冻消融术(见下图)。均采用降温复温两循环,耗时 30 分钟。

肾肿瘤冷冻消融术风险小、恢复快,为一般情况差、并发症多、孤立肾肿瘤及畏惧切除性手术等部分肾肿瘤患者提供了理想的保肾治疗选择。

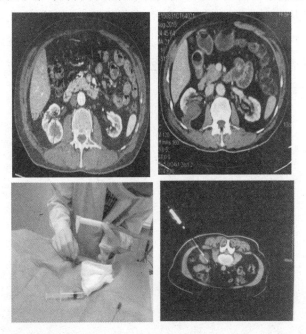

15 肾癌消融术后如何处理?

因为冷冻、射频、HIFU 等消融术创伤小、出血少、恢复快。采用腹腔镜手术,术后一般卧床 24~48 小时即可,如无特殊情况可术后 3~4 天出院。而局部麻醉行经皮穿刺肾癌消融术者,如术后没有明显的出血等并发症,术后首日即可出院。术后 1 周复查增强 CT,表现为增强后完全无强化,即为彻底消融的典型表现。术后 1、3、6、9、12 个月复查 CT、肾功能等,此后每半年 1 次即可。

16 肾癌术后如何随访?

肿瘤随访的主要目的是检查是否有复发、转移和新生肿瘤。首次随访可在术后 4~6 周进行,主要评估肾脏功能、术后恢复情况以及有无手术并发症等。而行保肾手术的患者术后 4~6 周行肾 CT 扫描,了解肾脏形态变化,为今后复查做对比之用。常规随访内容包括病史询问、血常规和血生化检查、肝肾功能等,如有碱性磷酸酶异常,常提示有远处转移或有肿瘤残留,需进一步行骨扫

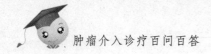

描、胸片或胸部 CT 扫描检查、腹部超声波检查。腹部超声检查发现异常的患者、保肾手术以及 T3、T4 期肾癌术后患者,需行腹部 CT 扫描检查,可每 6 个月 1 次,连续做 2 年,以后视具体情况而定。肾癌治疗后的随访方案应个体化实施。对高危患者需重点监测,术后 3、6、12、18、24 和 36 个月时需进行胸部和腹部 CT 检查,随后每年均需进行。

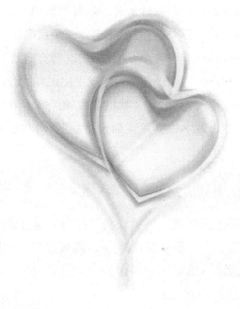

子宫腺肌症的介入诊疗

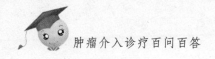

1 什么是子宫腺肌症？

子宫腺肌症是子宫的非肿瘤性病变,但许多症状和体征与子宫肌瘤非常相似。子宫腺肌病是子宫内膜腺体和间质侵入子宫肌层形成弥漫或局限性的病变,在月经期的时候,这些异位的内膜组织的出血直接进入肌层,会引起疼痛。随着血液的积累,周围的肌肉膨隆肿胀并形成纤维组织。这种肿胀位于子宫肌层内,称为腺肌瘤,因为在超声检查时感觉很像一个肌瘤并常与子宫肌瘤混淆。子宫腺肌症可以症状轻微或者完全没有症状,也会有症状非常重的患者,它可能会导致严重出血和月经期间严重痛经。大约 10% 的女性存在子宫腺肌症,其不像子宫肌瘤那么常见,但也有文献报道在 40~50 岁女性有 70% 存在子宫腺肌症。如果仅仅是影像学检查发现而没有症状,可以随访观察而不必急于治疗。

2 子宫腺肌症的病因是什么？

子宫腺肌症病因至今不明。专家认为可能的原因包括:

(1) 植入组织生长。一些专家认为,子宫腺肌症源于直接将内膜组织细胞从子宫内膜植入肌层。子宫的一些手术操作,比如剖宫产、流产手术,可能直接将子宫内膜细胞植入到子宫肌壁。

(2) 发育的起源。其他专家推测,子宫腺肌症起源于子宫形成的女性胎儿时期,子宫肌肉层形成时部分子宫内膜组织沉积其中。

(3) 与分娩相关的子宫炎症。另一种理论认为子宫腺肌症与分娩有关系。在产后子宫内膜的炎症可能导致正常的组织层次断裂,造成内膜的植入。

(4) 干细胞的起源。最近的一个理论认为,骨髓干细胞可能入侵子宫肌肉,造成子宫腺肌症。

无论子宫腺肌症是如何形成的,它的生长取决于女性体内周期性激素的分泌。进入更年期后雌激素的产生减少,子宫腺肌症会最终消失。

3 子宫腺肌症的临床表现有哪些？

(1) 症状。有些时候子宫腺肌症并没有症状或者只是轻微的不适,也有些患者症状会比较严重。

子宫腺肌症可能出现的症状

- 月经失调:主要表现为经期延长、月经紊乱、月经量增多,严重的患者可导致贫血。
- 痛经:月经期剧烈的绞痛或者刀割样疼痛,持续整个经期,并随年龄的增长不断加重。这通常是患者就医的主要原因。病灶位于子宫后壁常伴有经期的肛门坠胀感。痛经初期服用止痛药物可以缓解,但随着病情进展,痛经需要服用的止痛药物剂量明显增加,使患者无法耐受。随着病情的进展会造成痛经的时间延长,直至非经期的持续疼痛。疼痛部位也会扩散,自感有宫腔外的疼痛。
- 性交痛:影响正常夫妻生活,甚至成为离婚的诱因。
- 经期之间的出血。

(2)体征。妇科检查子宫增大到正常的 2~3 倍。临近经期,子宫有触痛感。尽管患者可能不知道子宫增大,但可能会注意到,小腹似乎更大或有柔韧的感觉。子宫腺肌症患者约 50%合并子宫肌瘤。

4 如何诊断子宫腺肌症?

根据典型病史及体征即可做出初步诊断,结合影像学检查,如盆腔或阴道 B 超、MRI、CA125 等可诊断。确诊需通过手术取得病变组织行病理学检查。

(1) 影像学检查是术前诊断本病最有效的手段。阴道超声检查敏感性达 80%,特异性可达 74%,较腹部探头准确性高。子宫腺肌病时 B 超可见子宫均匀性增大,回声不均;子宫腺肌瘤时 B 超可见子宫呈不均匀增大,局部隆起,病灶内呈不均质高回声。MRI 可在术前客观地了解病变的位置及范围,对决定处理方法有较大帮助。弥漫性子宫腺肌症的 MRI 在 T2WI 上表现为子宫结合带弥漫性增厚;局限性子宫腺肌症在 T2WI 上表现为与结合带信号相近的低信号肿块影,边界模糊。

(2)血清 CA125。部分子宫腺肌病患者血清 CA125 水平升高,这在监测疗效上有一定价值。

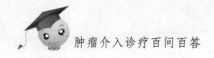

5 子宫腺肌症如何治疗？

本病的治疗手段较多,临床决策需结合患者的年龄、症状及生育要求进行个体化选择。手术与药物治疗方案可同时选择。

(1)药物治疗。

药物止痛治疗:对症治疗。对症状较轻、仅要求缓解痛经者,可以选择在痛经时予以非甾体抗炎药如芬必得、吲哚美辛或萘普生等。

激素治疗:对于有明显痛经的患者可以用激素治疗,如左炔诺孕酮缓释的宫内节育器(商品名:曼月乐)、芳香酶抑制剂和促性腺激素释放激素类似物等。

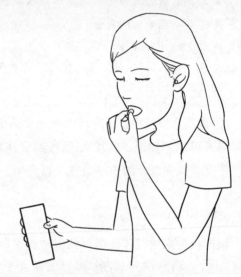

(2)手术治疗。手术治疗包括根治手术和保守手术。根治手术即为子宫切除术。保守手术包括腺肌病病灶(腺肌瘤)切除术、子宫内膜及肌层切除术、子宫肌层电凝术、子宫动脉阻断术以及骶前神经切除术和骶骨神经切除术等。

子宫切除术:适用于患者无生育要求,且病变广泛,症状严重,保守治疗无效。而且,为避免残留病灶,以全子宫切除为首选,一般不主张部分子宫切除。

子宫腺肌症病灶切除术:适用于有生育要求或年轻的患者。因子宫腺肌症往往病灶弥漫并且与子宫正常肌肉组织界限不清,因此如何选择切除的方式以减少出血、残留并利于术后妊娠是一个比较棘手的问题。

(3)介入治疗。选择性子宫动脉栓塞术(UAE)是治疗子宫腺肌症的方案之一。这是一种微创介入手术,通过只有 1~2mm 细的导管进入子宫的供血动脉,然后注射非常微小的PVA微球($300 \sim 500 \mu m$),造成腺肌症组织营养和养分供应中断而坏死脱落,达到疾病治疗的目的。其作用机制是:异位子宫内膜坏死,分泌前列腺素减少,缓解痛经,减少月经量,降低复发率。

6 子宫腺肌症的介入治疗如何进行?

子宫腺肌症介入治疗的手术过程同子宫肌瘤介入治疗。

7 介入治疗子宫腺肌症的原理是什么?

(1)可以直接切断子宫腺肌症异位的子宫内膜血液供应,使异位内膜组织细胞在短期内彻底缺血坏死。

(2)子宫腺肌症具有性激素依赖性,雌激素能促进异位内膜组织生长。切断腺肌瘤供血能阻雌激素经血流进入异位内膜组织内,病变组织雌激素水平将显著下降,局部形成一个类似绝经期的激素内环境,病变进一步萎缩。

(3)子宫动脉栓塞后,子宫血供显著下降,子宫内膜生长受到抑制,月经量减少,经期恢复正常。贫血逐渐得到改善和恢复。

8 子宫腺肌症介入治疗的优势和预期效果怎么样?

子宫腺肌症的介入治疗和子宫肌瘤的治疗方法相同,也用子宫动脉栓塞术(UAE),其有以下优势:

(1)非激素治疗不会对女性的内分泌和月经周期产生影响。

(2)保留子宫可以在不损伤子宫正常组织和器官的情况下进行治疗。

(3)创伤微小不用开刀,只是通过大腿根股动脉的穿刺针眼就可以完成治疗,无需全身麻醉或者半身麻醉,仅仅穿刺针眼附近2cm左右皮肤表面麻醉,患者全程清醒。术后1~2天即可出院。

(4)疗效确切。根据国外各大中心10年的经验回顾,症状缓解的长期有效率在75.7%~92.9%。发布的最新文献(2015年)显示,随着技术和器材的改进,3年随访期的临床有效率达到了97%,无严重副作用。

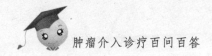
可能出现的症状

- 围术期会有疼痛(但可以通过镇痛泵控制)。
- 对卵巢功能影响不大,接近更年期妇女有提前绝经的可能(另一方面,绝经后此疾病也会彻底治愈)。
- 是否对怀孕产生影响还没有定论,从现有资料看影响不大。

梗阻性黄疸的

介入诊疗

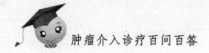
1　什么是梗阻性黄疸？

梗阻性黄疸是由于肝外胆管或肝内胆管阻塞所致的胆汁淤积，胆汁排泄不畅引起的。

2　人的胆汁是怎么产生的？

人的胆汁约75%由肝细胞生成，25%由胆管细胞生成。微胆管收集胆汁聚集在胆管。接着由左、右肝管回收到肝总管。胆囊管和肝总管聚集合成胆总管。胆总管在进入十二指肠前的壶腹部位和胰管相连接，将肝脏分泌储存于胆囊内的胆汁直接注入十二指肠内帮助脂肪的代谢消化。

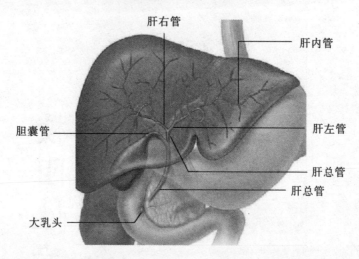

3　胆汁有什么作用？

胆汁是一种消化液，有乳化脂肪的作用，但不含消化酶。胆汁对脂肪的消化和吸收具有重要作用。胆汁中的胆盐、胆固醇和卵磷脂等可降低脂肪的表面张力，使脂肪乳化成许多微滴，利于脂肪的消化；胆盐还可与脂肪酸甘油一酯等结合，形成水溶性复合物，促进脂肪消化产物的吸收，并能促进脂溶性维生素的吸收。在非消化期间胆汁存于胆囊中。在消化期间，胆汁则直接由肝脏以及胆囊大量排至十二指肠内。

4 梗阻性黄疸有什么危害？

产生黄疸的物质叫胆红素,它有两种形式:一种是脂溶性的,另一种是水溶性的。前者可以沉着到脑神经核上,越积越多,影响神经的功能,能引起危害极大的核黄疸。核黄疸轻者会影响人的大脑,重者会危及生命。水溶性胆红素的毒性相对小。胆红素无论是脂溶性或水溶性,无论其毒性大小,都是人体内应该消除的垃圾。同时胆汁在肝脏里面瘀积时间长了会产生胆汁瘀积性肝硬化。

5 梗阻性黄疸是怎么产生的？

任何原因胆管系统的阻塞,就会产生梗阻性黄疸:一些是良性的病因,最常见的如胆管结石阻塞了胆管,造成胆汁无法排入十二指肠;其他如慢性胰脏炎患者形成胰头部假性肿瘤,从外而内压迫胆管;胆管因发炎或手术后造成狭窄等。另一些是恶性肿瘤的病因,如胆管本身或胆囊的恶性肿瘤、胰腺癌、十二指肠乳头癌、肝癌等。

6 梗阻性黄疸有什么表现？

因胆管阻塞,胆汁不能进入肠道而大便颜色变淡或呈陶土色。小便的颜色淡黄逐日加深,慢慢地变成茶色或豆油状;继而皮肤及巩膜发黄,皮肤呈黄或绿褐色,因胆盐在血中潴留刺激皮肤神经末梢而多有搔痕。胆管阻塞后,肠道内缺乏胆汁酸、胆固醇等,加以脂溶性维生素的缺乏,一部分患者也可表现为脂肪泻、皮肤黄色、出血倾向、骨质疏松等。

7 梗阻性黄疸的检查方法有哪些？

梗阻性黄疸通过血液化验就可以初步诊断,主要表现是血里的胆红素升高。腹部 B 超和腹部 CT 检查、磁共振检查、内镜逆行胰胆管造影(ERCP)和经皮肝穿刺胆道造影(PTC),可以明确梗阻性黄疸的梗阻部位、梗阻的程度及引起梗阻的原因。

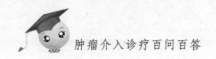
8 **梗阻性黄疸的影像学检查方法有哪些？**

常用的影像学检查方法有腹部 B 超和腹部 CT 检查、磁共振检查、内镜逆行胰胆管造影(ERCP)和经皮肝穿刺胆道造影(PTC)，每种方法都有相应的优缺点，需要医生根据患者的具体情况选择相应的检查方法。

9 **梗阻性黄疸怎么治疗？**

梗阻性黄疸治疗的关键是对引起梗阻性黄疸的原发病进行治疗。比如由于胆结石引起的胆管阻塞进而导致了梗阻性黄疸，取出胆管结石后黄疸就解除了；对于恶性肿瘤引起的梗阻性黄疸，外科手术治疗是目前最重要的治疗方法之一，手术方法主要是切除病变、胆管改道等。对于不能手术切除或者患者身体条件暂时不能做外科手术的，先采用介入的方法，缓解梗阻性黄疸。总之，引起梗阻性的黄疸有很多原因，需要根据具体的病情具体分析。

10 **什么是经皮肝穿刺胆道引流？**

经皮肝穿刺胆道引流就是在影像设备的引导下将引流管前端放到胆管里，尾端在体外，将胆汁引流到体外的方法。

11 **PTCD 是什么意思？**

PTCD 是经皮肝穿刺胆道引流的英文简写，有人也称为 PTBD。

12 **什么样的患者需要做胆道引流手术？**

各种良、恶性肿瘤引起的梗阻性黄疸；由结石、炎症和手术引起的胆管狭窄；先天性胆管囊肿和化脓性胆管炎；外科手术前暂时引流，以改善肝功能及全身情况，降低手术风险，为手术做准备，使因肝功能差不能手术者也能达到手术治疗的目的。

13 **什么样的患者不能做胆道引流手术？**

患者有明显出血倾向；严重心、肝、肾衰竭和大量腹水者；肝功能衰竭的患者。

14 胆道引流术前有什么需要准备的？

对于患者没有什么特殊准备的,做引流手术之前需要禁食水 4 个小时。做碘过敏试验、心电图。确认是否有青光眼的病史。

15 胆道引流手术是怎么做的？

经皮肝穿刺胆道引流就是在超声或者透视引导下，利用一个细针穿刺肝脏内的胆管,穿刺成功后将一个细导丝引入到胆管里,退出细穿刺针后,沿着这个细导丝将一个引流管引入到胆管里,撤出导丝后将引流管固定在皮肤上,接上一个引流袋,将胆汁引流到引流袋里。

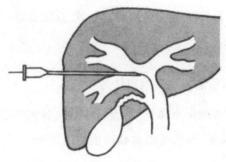

利用穿刺针穿刺胆管后将导丝引入至胆管内

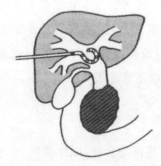

透视下用导丝将胆道引流管放置到胆管内

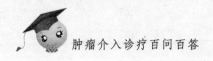

16 胆道引流手术疼吗？需要全身麻醉吗？

大多数情况下胆道引流手术不需要全身麻醉,局部麻醉就可以,手术的过程中大多数患者能够耐受胆道引流手术。对于疼痛特别敏感或者恐惧手术者,也可以选择全身麻醉。

17 做胆道引流有并发症吗？

胆道引流属于微创手术,并发症发生率比较低,在 5%~10%之间,主要是一些轻度的并发症,严重的并发症发生率更低。常见的并发症有胆道出血、胆汁性腹膜炎等。胆道出血的主要原因是穿刺时损伤肝内血管,同时肝脏在穿刺点处裂伤所致,另外,长期胆管阻塞的患者,肝功能受损致凝血功能障碍。胆汁性腹膜炎常见于引流管脱落或穿刺置管失败、反复穿刺所致,大量胆汁漏至腹腔造成。

18 胆道引流术后需要注意观察什么？

主要注意观察患者的生命体征,如血压、心率、脉搏等变化,另外要注意引流出胆汁的颜色、性状等,有问题随时和医生护士沟通。

19 胆道引流术后能正常吃饭吗？

根据引流管的位置不同,患者引流术后也有不同的要求。如果引流管的前端放置到肠道内,引流术后需要禁食,手术后需要复查淀粉酶,正常后就可以吃饭。对于引流管前段没有放置在肠道内的患者,患者如果没有明显的恶心、呕吐,一般术后 2 小时就可以正常吃饭。

20 胆道引流术后饮食上需要注意什么？

2 小时后饮水无呕吐可进流质食物,循序渐进。在早期,应遵循少量多餐的原则,饮食以清淡易消化的低脂流质为主,比如第 1 天先进食米汤、菜汁等,进食后密切观察患者有无腹胀、腹痛、恶心等不适,如无不适,第 2 天起可进食鱼汤、肉汤、稀饭、新鲜果汁等,食物中少放油,观察 2~3 天,若患者仍无腹胀、腹痛等不适,可逐步到低脂软食;3 周以后,再逐渐恢复到每日三餐的正常饮食习惯低脂普食。多进食富含维生素及优质蛋白的食物。避免高脂饮食,以免引起消化不良,嘱其多饮水,以利于冲洗尿中过量的胆盐瘀积。

21 胆道引流术后引流管需要怎么护理?

保持引流管通畅,避免扭曲、折叠、受压和滑脱,可以定期从引流管的近端向远端挤捏。如从引流管侧上下床,翻身时动作不宜过大,避免将引流液管拉脱。

22 胆道引流术后需要换药吗?

引流管口周围皮肤覆盖无菌纱布,并保持局部的清洁干燥,如有渗液应及时更换,防止胆汁浸润皮肤而引起炎症反应和引起穿刺口的感染。

23 胆道引流术管需要更换吗?

一般情况下引流管需要 3 个月更换一次,对于一些特殊的情况,需要具体问题具体分析。

24 胆道引流术后应注意什么?

若胆汁量突然减少甚至无胆汁引出,提示引流管阻塞、受压、扭曲、折叠或脱出,应及时查找原因和处理,若管道阻塞或脱出,应及时通知医生,并配合医生及时处理。若引流量每日超过 1200 mL,应密切观察电解质情况,防止电解质紊乱,并且严密记录 24 小时出入量,做好饮食指导。术后 24 小时内引出少许的血性液体是正常情况,若引出大量的血性液体,说明可能出现了出血,应及时与医生沟通,给予相应的治疗,并密切观察患者的生命体征、腹部症状和体征的变化。

25 胆道引流管会脱落吗?

大多数情况下胆道引流管都会固定在胆管内,但对于一部分患者由于呼

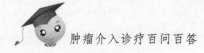

吸运动或者剧烈的咳嗽可能会导致引流管的脱落。很多患者是由于熟睡或者突然起床,可能发生脱落。

26 胆道引流管会堵塞吗?

胆道引流管会堵塞的。引流管堵塞是造成引流失败和继发胆道感染的重要原因,与长期引流致胆汁盐沉积或胆道出血致血凝块阻塞引流管有关。发现导管阻塞时要与医生及时沟通,冲洗胆道引流管或者更换胆道引流管。

27 引流管需要冲洗吗?

引流管引流胆汁比较顺畅时一般无需冲洗引流管,当引流管引流不畅时考虑引流管有堵塞情况可以冲洗引流管,最好由医生进行冲洗。冲洗的方法是将引流管消毒,用 10mL 无菌注射器抽取含有抗生素的生理盐水 5~10mL 缓慢经引流管注入,保留 1~2 分钟后再慢慢回抽胆汁,反复冲洗数次。冲洗禁压力太大,容易导致胆道感染,引起患者发热。

28 胆道引流管都是一样的吗?

不同的生产厂家生产的胆道引流管形状是不一样的,但是主要的原则是一样的,就是保持引流管的引流通畅和妥善的固定。目前临床上最常用的是前段呈猪尾状的多侧孔导管。

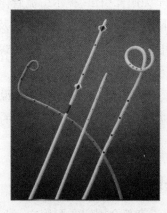

29 **根据什么选择胆道引流管的型号？**

引流管有不同的直径,常用引流管外径从 7~14F(1F=0.33mm),根据患者胆管的粗细可以选择相应大小的引流管。

30 **怎么固定胆道引流管？**

胆道引流管应用缝线或弹力胶布将其妥善固定于腹壁，在引流管出皮肤处与皮肤间垫一条形棉垫让其弧形转弯,使皮内于皮外管成最大钝角,防止管道打折对躁动及不合作的患者,应采取相应的防护措施,防止脱出。

31 **正常的胆汁应该是什么颜色？**

呈澄清透明的黄色。

32 **为什么胆道引流出来的胆汁是墨绿色的？**

正常新鲜的胆汁是金黄色,当胆汁经过胆囊浓缩或者梗阻时间较长时,胆汁会呈现墨绿色。也可能呈无色、白色、血性色等。

33 **为什么胆道引流出来的胆汁是混浊的？**

正常没有感染的胆汁是透明的,当梗阻的胆道合并有细菌感染时,细菌会在胆汁里繁殖,产生一些含有蛋白成分的物质,使胆汁混浊,肉眼可见有絮状物。

34 **胆道引流袋要多久换一次？**

每天更换引流袋,保持引流管始终低于伤口,以防胆汁逆流。

35 **胆道引流术后为什么有些患者不需要带引流袋？**

引流管前端可以经胆管放到肠道里,当引流管前端放到肠道里时,胆汁可以沿着引流管上的侧孔留到肠道里,对于这样的患者,引流管体外可以不用接

引流袋。

36 胆道引流术后多久能下床活动？

对于胆道引流术后的患者，如果没有出血等并发症，术后患者平卧 2 个小时左右就可以正常下床活动。

37 引流出来的胆汁需要喝吗？

对于大多数胆道引流患者，胆汁引流后患者并无太大的不适，不需要喝引流出来的胆汁。对于一部分患者，由于胆汁没有进到肠管里，在进脂肪类食物时会出现腹泻，对于这部分患者，可以将引流管前端放到肠管里，使胆汁参与食物消化的作用。

38 胆汁一天分泌多少是正常的？

正常成人每日分泌胆汁量为 800~1200 mL。病理状态下，可增多或减少。

39 胆道引流术后能洗澡吗？

胆道引流术后局部皮肤会有个穿刺孔，引流管从体内向体外引流。当患者引流术后一段时间之后，经皮肝穿刺道会形成窦道，这时可以进行淋浴，避免坐浴。进行淋浴时，将引流袋取下，利用三通将引流管关闭，再用塑料贴膜将引流管固定在局部皮肤上，以防止污染局部穿刺处，就可以进行淋浴。淋浴后，将贴膜取下，局部自然干燥后利用纱布局部固定就可以。

40 胆道引流术后的伤口会感染吗？

一般情况下局部伤口很少感染。伤口局部感染时表现为局部红肿及疼痛。

41 胆道引流管突然不流的原因是什么？

胆道引流管突然不流的主要原因是胆道引流管阻塞，部分原因是胆道引流管从胆道引流管内脱出。

42 胆道引流管需要携带多久？

根据不同的病因,携带引流管的时间是不同的,当胆道恢复正常通畅了就可以拔除引流管。

43 什么条件可以拔除引流管？

当胆道梗阻的因素解除了，胆汁可以正常排泄到肠道，就可以拔除引流管。

44 什么是胆道支架？

胆道支架是塑料或者金属做成的管状物,可以将胆汁引流到肠道。目前应用最广泛的胆道支架是钛和镍形状记忆合金制成的编织或者激光雕刻的网状支架,形状为直圆柱和一端或两端为喇叭口。

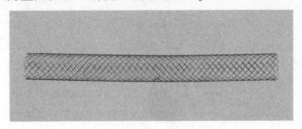

45 胆道支架和经皮胆道穿刺引流有什么区别？

胆道支架置入术与经皮穿刺胆道引流都是将梗阻的胆汁引流，区别在于胆道支架置入术是将支架放到胆道里,这样胆汁可以正常的引流到肠管内,体外不需要携带引流管。经皮胆道穿刺引流是将引流管放到肠道或胆道内,将胆汁引流到肠管内或者体外,患者体外需要携带引流管。

46 所有患者都能放胆道支架吗？

并不是所有的患者都能放置胆道支架。当胆道梗阻位置比较高,也就是多支肝内胆管梗阻时,就不能通过放置支架解除胆管梗阻了。

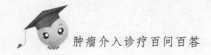

47 胆道支架怎么放？

胆道支架放置的过程如下：在 X 线或者超声的引导下，利用穿刺针穿刺肝内胆管，成功后通过穿刺针将一个细导丝引入到胆管里，将穿刺针退出，沿导丝引入导管，在透视下利用导丝将导管通过梗阻的胆管，撤出导管后，沿导丝引入胆道支架输送器，在透视监视下将支架释放到狭窄的胆管位置。

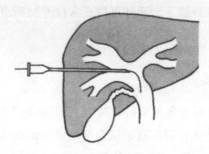

利用穿刺针穿刺胆道后将导丝引入至胆管内

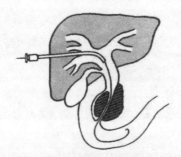

透视下将导丝通过梗阻的胆管进入到肠管内

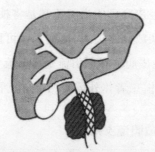

沿导丝将支架放置到梗阻的胆管内

48 胆道支架有并发症吗？

胆道支架置入术常见的并发症有出血、感染、胆汁漏、胰腺炎等，一般来讲并发症总的发生率在5%~10%之间。

49 放胆道支架有危险吗？

胆道支架置入术属于微创手术，总体的并发症发生率较低。

50 胆道支架手术前需要准备什么？

对于患者来讲没有特殊的准备，术前禁食、水4小时。

51 胆道支架手术后需要注意什么？

如患者无明显异常，术后常规卧床2~4小时。注意患者的生命体征，尤其是血压的变化，观察有无腹痛、腹胀、恶心、呕吐等情况。

52 做完胆道支架还需要带引流管吗？

做完胆道支架后带引流管的目的是观察胆道支架的通畅情况，一般胆道支架术后24~48小时可以将引流管拔除。

53 胆道支架术后能吃饭吗？

对于胆道支架没有跨越十二指肠壶腹的患者，术后无需禁食，术后可从流食开始，循序渐进，进高热量、高维生素及易消化、低脂食物。对于胆道支架跨越十二指肠壶腹的患者，由于支架可能会堵塞胰管，进而影响胰液流入十二指肠，术后需要禁食、水，防止发生胰腺炎，术后6小时复查血淀粉酶，结果正常可以进食、水，血淀粉酶结果不正常时，需要给予相应的治疗。

54 胆道支架能用多久？

常用的胆道支架是钛和镍形状记忆合金制成的，多为一次性置入永久使

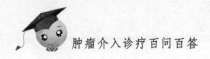

用。

55 胆道支架会堵塞吗?

胆管支架植入后由于肿瘤生长、黏膜炎性水肿、胆汁内残留杂物、坏死组织等,可导致支架内闭塞。在合并胆道炎症时不宜立即放置胆管支架,应先做胆汁引流, 感染控制后再植入支架, 否则支架植入后可能在短期内出现再狭窄。为防止肿瘤生长或胆管内皮增生造成支架内狭窄,支架植入后在黄疸消退至血清总胆红素≤4mg/dL(70μmol/L),尽可能采用针对肿瘤的治疗:局部调强适形放疗或介入灌注化疗等,抑制肿瘤生长和内皮增生。

56 胆道支架堵塞了怎么办?

当胆道支架阻塞了,可以通过经皮穿刺的方法先做胆管引流,解除患者的胆管梗阻,等患者一般情况好转后,可以再放置支架。对于梗阻的位置较高、多支胆管不通的患者,不能放置支架时,需要留置胆道引流管。

57 放了胆道支架能做磁共振吗?

目前常用的金属支架多是磁共振兼容的, 也就是说可以安全的进行磁共振检查。不过最好和放置胆道支架的医生沟通, 明确支架是否是磁共振兼容的。

58 胆道支架手术后需要定期复诊吗?

胆道支架置入术后需要定期的复诊,主要是复查胆道支架通畅的情况。

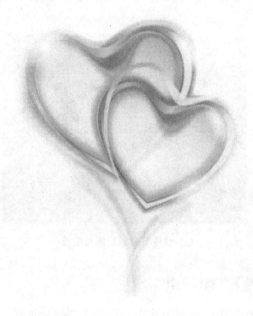

CT 引导下穿刺诊疗

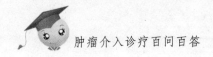

1 什么是 CT 引导下穿刺？

CT 引导下穿刺是利用 CT 扫描产生的人体断层图像，应用穿刺针等介入器材对人体内某些疾病或病变进行微创诊断与治疗的一种介入技术。由于 CT 图像的空间分辨率非常高，在穿刺过程中定位非常准确，是目前临床应用最广泛的介入技术之一。

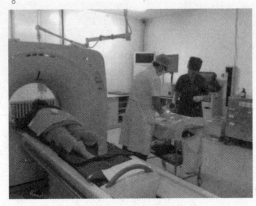

CT 引导下穿刺诊断与治疗

2 CT 引导下穿刺能做什么？

一是对某些病变进行穿刺活检，如肺内占位病变取得细胞或组织学标本以明确诊断；二是对某些疾病进行微创治疗，如体内各部位肿瘤的经皮射频消融、微波消融、冷冻消融、放射性粒子植入以及脓肿或囊肿的引流治疗等。

3 CT 引导下穿刺与其他影像引导穿刺有何区别？

除 CT 引导外，常用的影像引导设备还包括超声、X 线、磁共振等，通常不同部位病变采用不同的影像引导方式。超声引导适合腹部实质器官如肝脏、脾脏、肾脏以及浅表器官如甲状腺、浅表淋巴结等，其优点是实时显像。X 线透视引导目前已经不常用，常在无 CT 设备的医院开展。磁共振引导适合神经系统、软组织等。而 CT 引导适合肺与纵隔、骨骼、后腹膜病变的穿刺。

4 CT 引导下穿刺活检是什么？

最常用的是 CT 引导下穿刺病理活检，即利用活检针在 CT 引导下将病变组织取出一小部分细胞或组织标本，利用这些标本进行病理学处理，最终明确诊断。比如肺内病变患者进行穿刺活检可以明确病变是良性还是恶性、恶性肿瘤属于哪种组织病理学亚型、进行基因检测、炎症性病变属于哪种感染类型等。

5 哪些部位的病变适合 CT 引导下穿刺活检？

一般 CT 可显示清楚、具有合适进针路径的病变，用常规的检查手段难以明确诊断，或需要用组织标本进行检测时考虑 CT 引导下穿刺活检。主要包括头面部和颈部病变、肺、纵隔、腹部实质器官、后腹膜病变、骨骼等。

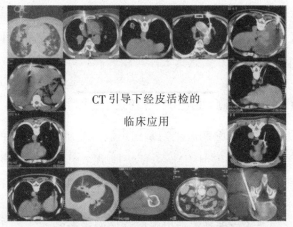

CT 引导下经皮活检的
临床应用

各种部位病变的 CT 引导下穿刺活检图像

6 通过 CT 引导下穿刺活检一定能明确诊断吗？

多数情况下可以明确诊断，但少数情况下仍然不能明确诊断。这是因为：①穿刺过程未能取到病变组织，如无法按照预定的进针路径进针，或穿刺过程出现并发症如气胸、咯血等不得不终止穿刺操作；②穿刺活检取得的样本量很少，有时不能代表整个病变的性质，比如肿瘤中有坏死组织、纤维组织等，如果

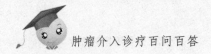

取材的组织恰好不含有肿瘤细胞，就不能明确诊断；③病理学诊断有一定的假阳性和假阴性，所谓假阳性即对假定诊断进行高估，如非肿瘤病变诊断为肿瘤，所谓假阴性正好相反，即对假定诊断进行低估，如恶性肿瘤诊断为非肿瘤病变。而对于穿刺活检的小标本，这种假阳性和假阴性的发生率更高。

7 肺穿刺活检是微创技术，会有危险吗？

肺穿刺活检多数情况下是安全的，但是可能会在穿刺过程中或穿刺后出现一些并发症，比如气胸、咯血、胸腔积血、感染等，总体发生率在 10%~30%，多数为轻微可控的并发症，只有极少数患者会面临住院、住院时间延长、手术或生命危险。

8 穿刺会导致肿瘤"飞"到别处吗？

穿刺不会促使肿瘤发生远处转移，极少数患者可能会出现肿瘤针道种植转移。但是没有必要过度担心这一点，这种种植转移发生率极低，与穿刺活检带来的收益相比较，患者获益远远大于种植转移风险。

9 做肝脏病变穿刺，超声引导好还是 CT 引导好？

都可以，原则上应以穿刺医生判断选用病灶显示最佳、进针路径最安全的影像引导方式。超声可做实时引导，方便快捷。CT 引导针对超声显示盲区的病灶有一定优势。

10 做穿刺活检之前都需要做哪些影像学检查？

胸部、腹部、盆腔及部分软组织占位病变需进行 CT 引导下穿刺者，术前必需行增强 CT 检查；骨关节疾病患者持 MRI 来诊者，必需行病变部位 CT 扫描（一般平扫即可），仅有 CT 图片者有时根据情况也需进行增强扫描或 MRI 扫描；适合超声引导下穿刺活检的病变（如部分腹腔、盆腔器官、软组织和浅表淋巴结等）术前应行超声扫查评价，多数患者术前也需提供增强 CT 或 MRI 图片；术者根据具体情况，必要时应进行全身骨扫描、PET-CT 等影像学检查来辅助穿刺活检的进行。

11 穿刺活检前有什么注意事项？

应进行必要的化验检查，包括血常规、血型、凝血三项，必要时行其他化验检查；严重的心脏疾病应进行心电图检查，并请心内科会诊并指导治疗，病情稳定后再行穿刺活检；其他影响穿刺活检的疾病应先进行相应的治疗以最大

温馨提示

如果患有严重的心脑血管疾病、哮喘、血液病、癫痫、精神神经病、对某种药物过敏以及女性经期3 天内，应在活检前向医护人员说明。

限度地减少穿刺风险和提高准确率，如镇咳治疗、止痛治疗等。

12 穿刺活检前需要准备什么？

此项检查需要家属陪同，最好携带轮椅或平车，以备术后之用。术前4 小时内不要进食，也不要大量喝水。应按照医生的要求抽血化验，并在活检时随身携带化验结果。务必在活检时携带影像学资料、卫生纸及饮用水。如果有剧烈咳嗽，应有效止咳后再行穿刺，以降低穿刺风险。

13 穿刺时一般都是什么体位？

要根据病变部位、穿刺入路等由穿刺医生来摆体位，仰卧位或俯卧位居多，也有时需要侧卧位或特殊体位，穿刺操作的时间一般在20~30 分钟，如果某种体位患者认为很不舒服或不能坚持太长时间，应及时与操作医生沟通。

14 穿刺时会痛吗？

穿刺过程或多或少会有些疼痛，因为麻醉药只能麻醉较浅的部位，当穿刺针经过体内深部神经末梢较为丰富的部位如胸膜、腹膜时仍然会有轻微疼痛或不舒服的感觉，但多数情况都是可以耐受的。

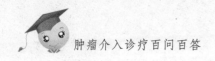

15 穿刺时如何麻醉,患者是清醒的还是睡着的?

穿刺活检一般都是局部麻醉,即在穿刺点处进行皮肤和皮下组织浸润麻醉,整个穿刺过程患者都是清醒的,有时医生会让患者进行配合,比如屏住气等。

16 穿刺活检之后都需要注意些什么?

活检结束后一般需要观察 2~3 小时。需要按照医生的医嘱准时服药,有时需要即刻服用止血药物如云南白药。术后 24 小时内应避免剧烈活动。术后的当天晚上应有人陪护,身旁应有一部电话,并随时做好到急诊室就诊的准备。如果出现胸痛、气短、咯血量多或腹痛加剧、口唇苍白、神志不清、肢体感觉障碍加重等症状,应尽快找急诊医生诊察。

> **温馨提示**
>
> 如果出现痰中带血或少量咯血,可以在医生指导下口服一些止血药物,大多数可以自行缓解,如果咯血症状持续 3 天以上仍不缓解或出现大咯血,应及时就诊。

17 哪些肺内病变适合进行穿刺活检?

一般认为,对于肺内周围型占位病变,CT 纵隔窗测量的病灶最短径≥1cm(对于病变贴近壁层胸膜,位于肋间隙下方适合进针的位置时,可放宽至病灶最短径≥1cm);对于肺内中心型占位病变,CT 纵隔窗测量的病灶直径≥2cm,穿刺路径上无心脏、大血管;对于空洞病变,可穿刺的洞壁最厚处≥1cm,均可进行穿刺活检。

18 哪些肺内病变或情况不适合进行穿刺?

血供极为丰富的肿瘤或血管性病变,如动脉瘤、动静脉畸形等;重度心、肺功能不全;病变周围有肺大泡,且可能被穿刺针刺破者;WBC<2×10^9/L;或HGB<70g/L;或 PLT<50×10^9/L 凝血功能障碍,PT>17s;难以耐受指定的穿刺体位者(如不能平卧等);难以控制的剧烈咳嗽;尤法避开重要的器官或组织结构;常见的并发症足以引起严重后果者;病变同侧存在气胸、中等量以上胸腔积液,以及中等量以上咯血者;高龄(80 岁以上者)作为相对禁忌证。

19　哪些腹部病变适合穿刺活检?

最常进行穿刺活检的病变包括肝脏、后腹膜病变、肾上腺病变,以及腹腔、盆腔淋巴结肿大;肾脏和脾脏病变穿刺存在一定风险,需谨慎选择;胰腺病变除非肿块巨大,紧贴腹壁,否则风险较大,需谨慎选择;小肠厚壁性病变,如淋巴瘤等,穿刺针如果不穿透肠腔,可避免肠穿孔,可作为适应证;可疑直肠病变术后复发者,如已行肠造瘘,可作为适应证;一般要求穿刺方向上病变直径≥1cm。

20　哪些腹部病变或情况不适合穿刺活检?

穿刺进针路径上有大血管、神经、肠管以及重要脏器、组织,且无法避开者;需要穿透胸膜腔对腹腔病变进行穿刺者作为相对禁忌证;WBC<2×10⁹/L；或 HGB<70g/L;或 PLT<50×10⁹/L;凝血功能障碍,PT>17s;难以耐受指定的穿刺体位者;高龄及不能配合的患者。

21　哪些骨关节病变适合穿刺活检?

全身骨关节病变均可考虑进行 CT 引导下穿刺活检,最常进行穿刺的骨骼包括椎体、肋骨、骨盆、四肢管状骨等。具体如下:CT 显示的骨质破坏区域直径应≥1cm,或最佳进针方向的长径≥1cm;骨质破坏伴软组织肿块的病变阳性率高,较适合行穿刺活检,成骨性病变骨质硬化明显者阳性率低、穿刺难度大,仅作为相对适应证;椎体病变位于第八胸椎及以下者易于穿刺活检,第七胸椎及以上者穿刺风险显著增加,阳性率降低,需谨慎选择。

22　哪些骨关节病变或情况不适合穿刺活检?

穿刺进针路径上有大血管、神经或重要脏器、组织,且无法避开者;椎体病

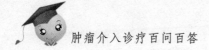

变骨质破坏累及后缘、脊髓腔,并伴脊髓压迫症状者;骨质病变伴骨折,估计穿刺过程所用外力可致骨折加重、引起大血管损伤、脊髓神经损伤或重要脏器损伤者(如骨盆骨折、长管状骨骨折等);WBC<2×10^9/L;或 HGB<70g/L;或 PLT<50×10^9/L;凝血功能障碍,PT>17s;难以耐受指定的穿刺体位者;高龄及不能配合的患者。

23 第一次穿刺活检没有得到满意的结果,有必要进行第二次穿刺吗?

穿刺活检结果可能因为取材量少、取材部位等问题未获得满意的病理学结果,这种情况下再次穿刺活检仍有可能获得满意的结果。但如果穿刺过程存在较大风险、穿刺医生认为初次取材过程满意的情况,再次穿刺活检应慎重考虑。

24 肿瘤患者做穿刺活检是为了确诊吗? 已经做了 PET-CT 确诊,还需要穿刺活检吗?

穿刺活检是肿瘤患者确诊的重要手段之一。但是穿刺活检取得组织学标本后除了确诊肿瘤还可以亚型区分,如肺癌可分为鳞癌、腺癌、小细胞癌、大细胞癌等,以指导治疗。此外,取得的标本还可以进行基因检测,作为肿瘤分子靶向治疗的重要依据。因此,即使做了 PET-CT 确诊,也常常需要进行穿刺活检。

25 穿刺活检既能确诊,又能指导治疗,是否就不需要做 PET-CT 了?

穿刺活检是以确定诊断为目的的有创性检查手段,但是不能代替 PET-CT 检查,两者的作用不同。PET-CT 除了用于鉴别已知病灶的病变性质外,还用于评价是否有远处转移等全身状态的评价,是手术、放化疗前重要的评估手段之一。

26 CT 引导下穿刺都可以进行哪些治疗?

CT 引导下穿刺可进行肿瘤的热消融(射频、微波)、冷消融(冷冻或氩氦刀)、纳米刀、^{125}I 放射性粒子植入、外科手术前病灶定位(如胸腔镜前肺小结节定位等)、液性病变(如囊肿、脓肿、包裹积液)的穿刺引流等。

27 **什么是经皮肿瘤射频消融治疗？**

肿瘤经皮射频消融治疗是指在影像设备如超声、CT 的引导下，无需开刀，将射频针准确地插入肿瘤内部，利用射频消融针的射频电磁波产热的作用，将肿瘤细胞"烧死"，起到杀灭肿瘤的作用。

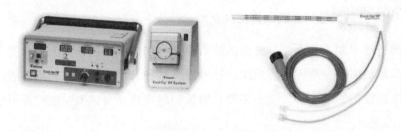

射频消融仪和消融针

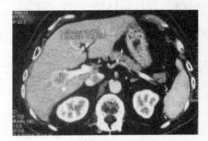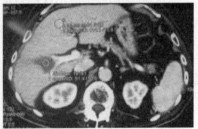

小肝癌的射频消融治疗前后图像对比，显示肝癌完全坏死

28 **肿瘤射频消融治疗的原理是什么？**

射频消融针与体外的射频消融仪相连，对肿瘤进行射频消融时，射频消融针的针尖部分可以发射一定频率的射频电磁波，激发周围的肿瘤细胞产生高频振荡，从而产生大量的热量，可使局部温度达到 70℃~80℃ 以上的肿瘤致死温度。射频消融针依据设计不同可分为直头单针和多弹头针，单针的消融范围一般为 3~4cm 的椭圆形。根据病灶的大小和形态，可选用不同型号的针或多针组合。

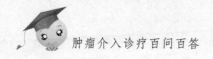

29 什么是肿瘤微波消融治疗？

肿瘤微波消融治疗的过程与射频消融治疗相似，都是对肿瘤进行热消融治疗。不同之处是微波消融是利用消融针针尖产生的微波对周围组织进行加热升温。对肿瘤的治疗作用、范围、术后反应和并发症与射频治疗相似。

30 微波消融治疗的原理是什么？

与肿瘤射频消融不同，肿瘤微波治疗是利用微波消融针针尖部分发生的一定频段的微波使周围肿瘤组织加热升温。这种升温作用较射频消融更快且受周围血流的影响更小，且不需要像射频消融那样在身体上贴电极板形成回路。

31 射频和微波消融治疗的效果一样吗，有什么区别？

射频消融和微波消融都是热消融治疗，对肿瘤消融的效果区别不大。其区别在于消融原理不甚相同。射频消融技术发明较早，较为成熟，但耗时较长，受血流的热沉降效应影响较大。微波消融技术克服了射频消融的一些缺点，但应用时间较短，对其消融的特点还没有完全明了。临床医生会根据治疗需要选用不同消融技术，达到最好的消融效果。

32 射频和微波消融治疗可以治疗哪些疾病？

射频和微波消融治疗比较适合实质性肿瘤的治疗，比如肝癌、肾癌、肺癌以及骨肿瘤的治疗。比较新的应用还包括甲状腺肿物、乳腺肿物、软组织肿物的消融治疗。

33 什么是氩氦刀？

氩氦刀及冷冻治疗，即通过影像设备引导(主要为 CT)将冷冻针插入肿瘤内部，冷冻针与氩气和氦气相连，制冷过程在针尖周围形成冰球，将周围的肿瘤细胞"冻住"，再迅速复温，肿瘤细胞破裂而死亡。

34 氩氦刀的治疗原理是什么？

一般认为，氩氦刀对肿瘤的杀伤作用分为即刻杀伤作用和延迟杀伤作用。即刻杀伤作用是当氩气发挥作用时，针尖周围温度迅速降低至−175℃，肿瘤细胞脱水，紧接着氦气发挥作用时，肿瘤细胞迅速复温至45℃，肿瘤细胞膜破裂死亡。延迟作用包括微血管闭塞引起肿瘤缺血坏死以及促进细胞免疫调控等。

35 氩氦刀可以治疗哪些疾病？

除肝癌、肺癌等实体肿瘤外，氩氦刀对于肉瘤、软组织肿瘤、前列腺癌等也有比较好的治疗效果。

36 氩氦刀与热消融有何区别？

除治疗原理不同外，与热消融治疗相比，氩氦刀治疗时患者的疼痛感明显降低，耐受性良好。此外氩氦刀治疗时冰球的范围在 CT 图像上显示很清楚，而热消融的范围只能估计或进行增加扫描评价。因此氩氦刀也常用于较大肿瘤的姑息性减瘤治疗。

37 什么是纳米刀，原理是什么？

纳米刀是一种新发明的肿瘤消融技术，它通过穿刺针上释放高压脉冲在肿瘤细胞上形成纳米级永久性穿孔，破坏细胞内平衡，导致细胞凋亡。与射频和微波消融相比，纳米刀不破坏局部组织的正常结构，而是在细胞或亚细胞水平上杀死肿瘤，因此其安全性更高，适合进行高危部位肿瘤的消融治疗。

38 纳米刀可以治疗哪些疾病？

纳米刀在治疗过程中不破坏局部组织结构，血管、神经和重要脏器得以最大程度的保护，因此适合进行高危部位如靠近肝门区、胆囊胆管、胰腺、输尿管的肿瘤的消融治疗。

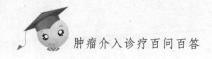
39 什么是 ¹²⁵I 放射性粒子植入治疗？

放射性粒子植入治疗是今年来发明的一种近距离放射治疗技术，它是利用经皮穿刺的方法将带有放射性的粒子经由穿刺针送入肿瘤内部，由多颗粒子形成一定形状的放射区域将肿瘤杀死。目前最常用的是 ¹²⁵ 放射性粒子。

40 ¹²⁵I 放射性粒子是用什么做成的？

¹²⁵I 放射性粒子是长 4.5mm、直径 0.8mm 的长圆柱体，内部是吸附放射性 ¹²⁵I 的银棒，外面以钛合金包裹做壳。因此外观上为银白色，类似平时吃的香米米粒大小，恰好能通过穿刺针的针孔到达体内。

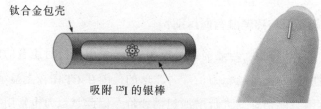

钛合金包壳

吸附 ¹²⁵I 的银棒

¹²⁵I 放射性粒子示意图和实物

41 ¹²⁵I 放射性粒子植入治疗的原理是什么？

¹²⁵I 放射性粒子植入治疗是利用 ¹²⁵I 衰变时产生的 γ 射线 (伽马射线) 对周围肿瘤细胞的杀伤作用。γ 射线在体内的穿透距离是 1.7cm，因此在治疗肿瘤时需要按照一定的空间排列植入多颗放射性粒子才能对肿瘤起到治疗作用。¹²⁵I 放射性粒子的半衰期约为 60 天，即每 60 天射线剂量减少一半，因此放射性粒子的治疗是个持续的过程。

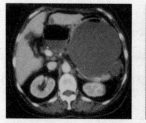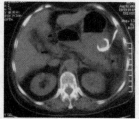

¹²⁵I 放射性粒子治疗肺癌，3 个月后肿瘤消失，仅见粒子影像

42 ^{125}I 放射性粒子植入和放疗有什么区别？

^{125}I 放射性粒子植入和放疗的区别在于射线源的位置。放射性粒子在体内发射射线，射线直接照射肿瘤，因此又称近距离照射治疗，其优点是局部射线剂量高，可持续照射，有效杀死肿瘤细胞，周围正常组织受到的射线剂量低。而传统的放疗是在体外发射射线，穿透人体后到达肿瘤，周围正常的器官要受到射线照射而受到损伤，因此肿瘤内部的射线剂量受到限制。但不是所有的肿瘤都适合 ^{125}I 放射性粒子植入。

43 ^{125}I 放射性粒子可以对肿瘤照射多长时间？

^{125}I 放射性粒子的半衰期约为 60 天，一般认为在三个半衰期内 ^{125}I 放射性粒子发出的 γ 射线对肿瘤都有杀伤作用，因此 ^{125}I 放射性粒子的治疗可持续 180 天。

44 ^{125}I 放射性粒子植入适合治疗哪些疾病？

^{125}I 放射性粒子植入对射线敏感的肿瘤疗效显著，而由于其局部剂量高，对射线不敏感的肿瘤也有较好的治疗效果。^{125}I 放射性粒子植入治疗应用较多的肿瘤包括头颈部肿瘤、肺癌、肝癌、胰腺癌、前列腺癌、直肠癌复发以及骨肿瘤等。临床应用发现，^{125}I 放射性粒子除了有控制肿瘤的作用，还有很好的止痛效果。近来，将 ^{125}I 放射性粒子固定于支架上治疗中晚期食道癌和胆管癌也取得了很好的临床效果。

45 ^{125}I 放射性粒子植入常见的并发症有哪些？

^{125}I 放射性粒子植入的并发症分为两类：①是与穿刺相关的并发症，如局部出血、血肿、感染以及重要脏器损伤等；②是与 ^{125}I 放射性粒子释放射线引起的放射性损伤有关，如放射性炎症、脊髓神经损伤、皮肤放射性损伤等，临床应用中发现，^{125}I 放射性粒子植入术后的放射性损伤常常发生于外放疗后的补充治疗，因外放疗时局部组织已经达到了一定的放射剂量，因此很容易受到损伤。

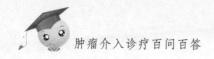

46 **¹²⁵I 放射性粒子植入常见术后反应有哪些？**

^{125}I 放射性粒子植入的术后反应一般都比较轻微，严重的术后反应少见。主要包括穿刺点局部疼痛、发烧,肺部肿瘤术后还包括咳嗽、咳痰带血、呼吸困难等,腹部肿瘤还包括腹部不适、腹胀、腹泻等。

47 **¹²⁵I 放射性粒子植入术后多长时间复查？**

^{125}I 放射性粒子的半衰期为 60 天。一般一个半衰期应该起到明显的治疗效果,所以建议前半年每 2 个月复查一次,半年后每 3 个月复查一次。期间如果发现肿瘤残余、复发或放射性冷区可以进行补充植入。

48 **¹²⁵I 放射性粒子植入术后需要防护吗,会对周围的人造成伤害吗？**

^{125}I 放射性粒子释放 γ 射线,在体内穿透距离仅为 1.7cm,但是会产生一些低能的散射线释放到体外,因此会对周围的人有一定的辐射,但这种辐射的强度很低,一般成人短时间接触对身体的伤害不大,但应避免产期接触。此外孕妇和儿童等对射线敏感的人群应避免接触。

49 **¹²⁵I 放射性粒子植入术后如何防护？**

防护原则为距离防护、时间防护和屏蔽防护。距离防护是指距离患者 1 米以外的距离是安全的。时间防护是指尽量短时间和患者近距离接触。而屏蔽防护是最常用的防护方法,即用铅质材料的铅屏风、铅毯、铅衣等来防护。铅衣使用比较灵活,可以患者穿,也可家属穿,因散射线的穿透力很弱,一般 0.5 铅当量的铅衣就能将射线全部挡住。

50 **什么是 CT 引导下穿刺引流？**

其是指体内的含液性病变如囊肿、脓肿、包裹积液等,在 CT 扫描图像的引导下经皮穿刺,置入引流管进行引流的治疗。

51 CT 引导下穿刺引流可以治疗哪些疾病?

　　一般治疗体内实质性器官和体腔内的囊肿、脓肿、包裹积液等,如肝脏、肾脏较大囊肿,肝脏、脾脏、膈下脓肿,肺脓肿和胸腔包裹积液,盆腔脓肿和包裹积液,以及胰腺炎引起的胰周和腹腔积液等。

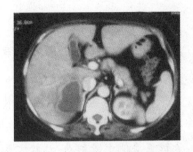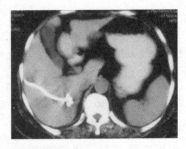

腹腔巨大脓肿 CT 引导下引流治疗,脓肿消失

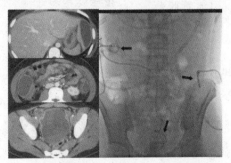

肝脓肿的穿刺引流治疗,脓肿消失

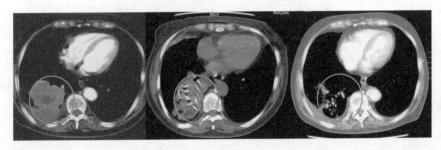

腹腔多发包裹积液的穿刺引流治疗

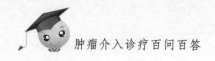
52 CT引导下穿刺引流术前都需要哪些准备？

应做好必要的术前检查,如增强CT、抽血化验等。除了急诊一般应禁食水至少4个小时。患者应做好心理准备,练习指定体位的姿势,配合医生进行屏气等训练。清洁穿刺部位皮肤,有毛发的部位应备皮。

53 CT引导下穿刺引流常见的术后并发症有哪些？

穿刺部位和穿刺道出血、血肿,如皮下血肿、胸腔、腹腔出血等;重要脏器损伤,如肝脏、脾脏、肾脏等实质脏器破裂,胃肠等空腔脏器穿孔等;感染;引流管脱落等。

CT引导下穿刺引流术后
注意事项

最重要的是做好引流管固定,以防脱落。一般术后患者平卧,引流袋位置要低于穿刺点,悬挂于床边,便于观察和计量。可以下床活动后,要将引流管和引流袋固定在身上,并随时注意避免牵拉。还要注意引流液的性状、颜色和引流量,发现异常及时与医护人员沟通。观察穿刺点是否干燥,有无渗出、出血等。

54 介入治疗前应注意什么问题？

相信您已经选择好了就医的日期,下面介绍一下就医前的准备。

(1) 回顾历史。

●请在就医之前,回顾一下您的病史,从什么时候开始发病？发病的时候自己有什么感觉？如果有时间,请用本子和笔写下来。

●回忆一下是否对药物过敏。药物过敏史对于医生非常重要。如果您在以前用某种药物出现过严重的不良反应,请记录下来,请医生在您最常用的病历封面上写下过敏的药物名称。

●回忆一下曾经接受过的治疗以及正在使用的药物和药物名称。如果您还能找到药物的说明书、空的药瓶或者剩余的药物,请带上它们。

●带齐以前的病历记录和曾经做过的检查结果。每次就医后,也请收好所有的检查结果和病历,有些检查结果是由热敏纸打印,时间久了容易褪色,请复印一份保存。

(2)准备就医资料。

● 带上信用卡和足够的现金(有些医院不支持刷卡)。另外需要提防小偷。

● 带好身份证、社保卡、医疗蓝本、退休证、离休证、医院的就诊卡等一切跟医疗保险可能有关系的物品。

(3) 安排好病假当天的事务。

● 请好病假,安排好当日的工作。

● 最好能够找个健康的伙伴陪同就医。

● 预计前往的时间。建议提前预约医生。不要在上午 11 点以后或者下午 4 点以后才去医院挂号。因为,恐怕无法挂号了,或者虽然看了医生,但是到需要做检查的时候,已经过了下班时间,无法检查。

● 查询一下当日的天气。天气越恶劣,就医的人越少。

55 到医院就医需要带什么资料?

患者的病情资料包括与肿瘤相关资料,如既往手术纪录、手术后病理、化疗方案、药物不良反应纪录、肿瘤指标等化验检查、每次复查CT 等影像学资料 (不

温馨提示

要妥善保留病历资料,避免不必要的重复检查,某些资料丢失可能无法弥补。

要只带报告单)。必要时,应携带病理切片(染色、未染色两种),也要包括冠心病、糖尿病等其他合并疾病的治疗用药诊断情况。甚至数十年前的相关病史也要能清楚提供。这一点对于家属或亲友代诊者特别重要。

56 患者本人一定要来吗?

患者应尽量亲自就诊,第一次就诊进行情况介绍预约检查等,患者本人可

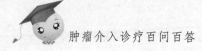
以不来。但需要制订个体化治疗方案时,接诊医生亲自查体看患者仍然十分重要。对于极为特殊的情况,患者本人无法到场时,家属可以录制小段视频或携带近期照片,但需要提醒的是,看不到患者本人时,医生有权不制订具体治疗方案,或者仅提供大概治疗原则。家属亲友可以携带会诊意见,与亲自接诊患者的当地医生协商,最终决定治疗方案。

介入治疗的
准备与护理

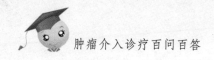

1 介入治疗前,应该做哪些准备呢?

(1)避免紧张情绪。介入治疗是一种微创治疗,具有创伤小、并发症发生率低等优点。因此,不必过度紧张,术前必须保证充足睡眠,放松心情。

(2)如有发烧、月经来潮等特殊情况,请立即通知医护人员。

(3)多数介入治疗仅需要局部麻醉。因此,如无特殊情况,术前可进食进水,但避免饱餐,且进清淡易消化饮食。

(4)练习床上大小便。为了保证术后安全,手术当日需卧床至次日清晨且无特殊不适后,方可下地活动。由于体位影响,小便不易排出,术前需认真练习床上排便。

(5)术前戒烟戒酒。

(6)术前请做好个人卫生,如刮胡子、修剪指甲、洗头等;手术当日清晨,提前更换病号服。

(7)配合护士做好术前准备,如碘过敏试验、术区备皮、静脉留置针穿刺、测量生命体征等。

2 介入治疗后,应该如何配合呢?

(1)返回病房后,为了监测您的生命体征,需连接心电监护至次日清晨,经医生同意后方可撤除。

(2)保持伤口敷料清洁干燥,防止潮湿,避免伤口感染。

(3)手术当日,如无特殊情况,可进清淡易消化饮食,且需多饮水(2000~2500mL/d),以利于造影剂的排出。

(4)卧位。

● 如果您介入治疗时,穿刺的是动脉,术后卧位的要求是:患肢制动6小时(1kg沙袋持续加压伤口6小时)。

● 如果您行椎体骨水泥介入治疗,术后卧位的要求是:平卧6小时,6小时后可呈轴线翻身。

● 如果您的麻醉方式为全身麻醉,术后卧位的要求是:去枕平卧6小时,头偏向一侧,清醒后方可垫枕。

(5)为了避免交叉感染,为患者创造安静舒适的病房环境,请减少家属探视。

3 什么是碘过敏试验?

对于行经导管血管栓塞与药物灌注术、经皮肝穿刺胆道引流术及经皮椎体成形术等患者术前需行碘过敏试验。临床常用碘过敏试验的方法是静脉注射法,即:将定量的对比剂静脉注射,20 分钟后观察反应,观察如无反应,为阴性,方可进行碘剂造影;若患者出现荨麻疹、面部潮红、恶心呕吐、喷嚏、流涕、流泪等症状则为阳性反应,患者不可使用。

4 对比剂是什么?

对比剂俗称造影剂,是指被注入人体后,利用其吸收 X 线的能力与机体组织器官形成的差异,从而显示病变的形状和器官功能的各种药物。临床常使用的对比剂是含碘的对比剂,如碘海醇(碘苯六醇)、碘普胺(碘普罗胺)、碘克沙醇、碘佛醇。

5 为什么部分介入术前患者要进行碘过敏试验?

使用对比剂前应取相同品种做过敏试验,因人体存在个体差异,故应注意碘过敏试验结果只具有参考价值,阳性结果并不预示一定发生过敏反应,也不能预示发生反应的程度,阴性结果也存在发生不良反应的可能性,过敏试验本身也可导致过敏反应。因此,使用前应做碘过敏试验。

6 介入治疗为什么要备皮?

剔除手术区周围的毛发,做好局部清洁,防止感染,有利于皮肤消毒以及术后包扎固定。

7 介入治疗采取的麻醉方式是什么?

除前列腺癌患者行氩氦冷冻治疗时,采用腰部麻醉或全身麻醉,其他大部

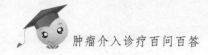
分介入治疗均采用局部麻醉。

8 介入治疗时能佩戴义齿和首饰吗?

介入治疗时不能佩戴义齿,以免义齿脱落阻塞呼吸道导致窒息。介入治疗时也不能佩戴首饰,以免产生金属伪影影响治疗。

9 术后伤口多长时间能愈合?

一般情况下,术后第一天更换伤口敷料,第二天揭除敷料,此时伤口应该自然愈合并且干燥无红肿,期间如有任何不适及时通知医务人员。

10 皮肤及巩膜黄染,且全身皮肤瘙痒患者应注意什么?

由于胆盐沉积刺激皮肤可能会引起您全身皮肤瘙痒,您应注意:要用温水沐浴或擦浴,避免使用碱性浴液,避免搔抓皮肤而引起皮肤破损、感染。

11 如何预防便秘?

(1)遵循规律的饮食模式,以养成良好的排便习惯。

(2)每天吃些高纤维的食物,包括绿叶蔬菜、新鲜水果及干果全谷类食品,如芹菜、甘蓝、西兰花、玉米、南瓜、菠菜、苹果、草莓、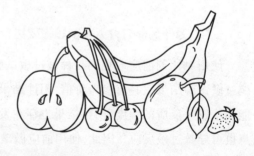燕麦、全麦面包、坚果等,还可以吃些豆类及小扁豆类食品,例如豆粥、红豆、绿豆、花生、杏仁等。

(3)每天至少喝8~10杯水,包括果汁、汤、水、牛奶和其他饮料。少喝含咖啡因的饮料,例如可乐和咖啡,因为这些饮料会使身体脱水。

(4)尝试喝(半杯)梅子或苹果汁,因为它们含有山梨糖醇,是天然的泻药。

(5)做些轻松的运动,例如步行,这些运动有时能帮助刺激排便。

(6)摄取纤维补充品时,记住要多喝水。摄取高纤维的食物而没有喝足够的水可能会使便秘加剧。

12 白细胞减少饮食要注意什么?

(1)均衡摄食,且准备食物前后或进餐前需洗净双手。

(2)生熟食物应使用不同的砧板,使用后需彻底清洁与消毒。

(3)保存食物热食应维持温度于60℃以上,冷食于4℃以下。

(4)须在冰箱或微波炉解冻食物,并立即烹煮,勿在室温放置过久。

(5)剩菜应于2小时内冷藏,食用前需加热,并于24小时内吃完。

(6)只吃煮熟之后的食物,避免生食或烹煮不完全的食物。

(7)水果要削皮食用,饮用煮沸的水,避免饮用生水及瓶装水。

13 胃底静脉曲张不能吃的食物有哪些?

(1)辛辣刺激的食物。绝对禁酒,避免乙醇对受损肝脏的刺激与毒害,应以清淡饮食为宜。

(2)含防腐剂的食物。因防腐剂、食物色素及添加剂等不利成分会加重肝脏的负担与损害,从而将影响肝脏解毒及代谢功能,如罐头食品、方便面、香肠、熏制食品等。

(3)粗糙食物。粗糙、坚硬、干脆、带刺的食物应避免食用,以防饮食不当刺伤后划破曲张的静脉丛,进而引发消化道大出血。

(4)某些甘碳五烯酸含量高的食物。因甘碳五烯酸会使血小板凝聚作用降低,容易引起出血危象,如沙丁鱼、秋刀鱼、金枪鱼。

14 介入治疗术中使用化疗药物后饮食需要注意什么?

(1)经过化疗之后的患者在消化道和口腔都会出现一些不良反应,例如恶心呕吐、食欲减退、舌苔厚腻等。一般这种情况我们在选择食材上应该多选以理气和胃、化湿止呕的食物,例如生姜、柑橘、陈皮、白萝卜、山楂、薏苡仁、白扁豆、山药、大枣、牛奶、蜂蜜等。

(2)化疗后的患者骨髓因为受到抑制,体内的白细胞会逐渐减少。这个时

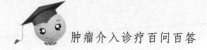

候我们在饮食上可从健脾、益气养血和
补肾填精这三方面入手。多选择山药、
扁豆、龙眼肉、大枣、花生仁、黑木耳、猪
肝、甲鱼、猪骨、牛骨、羊骨等食物。

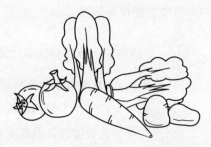

(3)患者在经过化疗之后,肝脏不
同程度地受到损害,主要表现为转氨酶
及黄疸指数升高,肝区隐痛不适、腹胀、食欲缺乏。这种时候应该选用清利湿
热、疏肝利胆作用的食物来减轻肝脏的损害,例如赤小豆、西瓜皮、枸杞、菊花、
荸荠、山楂、甲鱼、冬瓜、丝瓜、番茄、芹菜等。

(4)患者化疗之后,心脏也会有不同程度的损害,主要表现为心肌缺血、心
律失常以及慢性心肌病等,而患者也会时常觉得自己胸闷、心慌、心悸、乏力
等。这种时候我们在饮食上应该选择益气、养阴、宽胸理气、活血化瘀的食物,
医生推荐应当食用一些如葛根粉、大枣、百合、枸杞、柑橘、山楂、麦冬等食物。

15 介入治疗术中使用奥沙利铂后应该注意什么?

奥沙利铂有神经毒性反应,化疗时禁用冷水洗脸、刷牙,配制药液及输液
时应避免接触铝制品,餐具也不要用铝制品,在用药中、后要适当保温,防止神
经毒性反应发生。饮食上以清淡为主,忌食辛辣刺激、生冷的食物、大量生的
蔬菜、水果及冷饮(如冰茶、汽水、冰淇淋等)和冷食(如冷饭、冷菜等)。

16 前列腺氩氦冷冻治疗术前一天做肠道准备后饮食应该注意什么?

前列腺氩氦前一天晚上要进流质食物,如藕粉米汤之类,晚上 12 点以后
禁食水,为清洁肠道做准备。

17 前列腺氩氦冷冻治疗术后饮食应当注意什么?

前列腺氩氦手术为全身麻醉手术,术后 6 小时内去枕平躺,6 小时后可以
适当喝些水,观察有无呛咳现象,如无不适可进食流质、半流质,如牛奶、稀饭、
汤,忌辛辣。

18 胆道引流术后的饮食应该注意什么?

(1)饮食调理。选择营养丰富,富含蛋白质、维生素、纤维素且易消化的食物。如鱼肉、家禽、瘦猪肉、蔬菜、水果、粗粮等。

饮食原则

- 低脂饮食,忌油腻、煎炸食物,如猪油、肥肉、坚果类,植物油不必过分限制。忌食高胆固醇食物,如动物内脏、家禽皮、蛋黄、鱼子、虾子等。
- 戒烟、戒酒。不饮浓茶、咖啡。避免辛辣、刺激性食物,如辣椒、芥末等。
- 术后1个月,尽可能少吃易产气的碳酸食物,如牛奶、可乐等。可喝酸奶。出现腹泻的患者,应限制吃粗纤维食物,如韭菜、芹菜等。
- 少量多餐,定时定量,忌暴饮暴食。烹饪方式宜采用煮、软烧、卤、蒸、烩、焖、汆,忌用熘、炸、煎等。温度适宜,避免过冷过热。含钙丰富食物(如豆制品等)和含草酸、植酸丰富食物(如菠菜、马兰等)勿混合烹制、同餐食用。

(2)肝硬化门脉高压者,宜食用软质食物,忌食多刺、粗硬食物,如鱼、排骨等。养成定时排便习惯,必要时用缓泻剂。

(3)有腹水者,进食低盐或无盐食物。

(4)若是胆道内外引流还需注意进餐前半小时将引流管夹闭,进餐后2小时打开,以免过多液体丢失及营养丢失。

19 食管支架术后应该注意什么?

(1)食管支架置入术后不能进冷食、冷饮,以防止支架遇冷收缩、变形脱落。

(2)冷食除了可引起支架变形外,还可刺激食道狭窄段,引起食道痉挛,易发生恶心、呕吐,疼痛和胀麻等感觉,剧烈的呕吐可能导致支架的位置移动,所以术后进食以温食为主。

(3)理论上,食管支架置入术后当天可进食,但大部分患者术后因为支架的刺激会出现恶心、呕吐,胸骨后疼痛等症状,特别是长度超过10cm的支架症状较重,且支架的压迫会使周围组织水肿,所以建议根据患者症状轻重禁食1~2天。

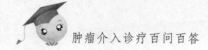

(4)初次进食以温热流食为主,如牛奶、肉汁、米汤等流质饮食,每次量宜少,为 100~200mL,少食多餐,逐步适应。如无严重的呕吐症状发生,4~5 天后可进半流质食物,但仍须少食多餐,逐步向软饭和普通饮食过渡。

(5)进食时患者取坐位或半坐位,利用食物的重力和食道的蠕动,减少食物停留在食管腔的时间,减少不良反应。进食宜细嚼慢咽,切勿"狼吞虎咽"式进食。

(6)每次进食后饮少许温水,冲洗食管内及支架上的食物残渣,防止食物在支架顶端淤积发炎及支架阻塞。

(7)忌粗纤维性食物,如韭菜、牛肉等;忌粗糙坚硬性食物,以防食物阻塞或划破支架覆膜。同时忌辛辣、油炸、咖啡、浓茶等刺激性食物和饮料,防止胃酸分泌增多。

(8)饭后直立 30 分钟以上,避免体力劳动,睡眠时床头抬高 15°~30°,以减少胃酸反流的机会。

20 **血管介入前能否正常饮食?**

可以,宜清淡饮食,六七分饱即可。特殊情况遵医生医嘱。

21 **前列腺氩氦冷冻治疗患者,术前肠道准备有什么要求?**

术前一天下午口服和爽(复方聚乙醇电解质散)2000mL,晚饭流质(藕粉、牛奶、豆浆、鸡蛋羹等),晚 12 点以后禁食水。

22 **血管介入前患者需要知道什么?**

备皮,准备小便器(提前练习床上小便),做碘过敏试验,对术后并发症(疼痛、发热、恶心、呕吐)宜做好心理准备。

23 **术前早上护士应该给患者做什么准备?**

测生命体征,准备静脉通路。

24 带腹腔引流管出院患者在家里注意什么？

定期更换敷料,观察引流的颜色、性质、量,体温监测,注意管路固定,高度要正确,每天更换引流袋。管路勿打折,保持通畅。

25 前列腺氩氦冷冻治疗术后带尿管出院患者在家里注意什么？

(1)继续练习提肛。提肛方法:集中注意力收缩腹部,吸气,向上收提肛门,屏气 2~3 秒,呼气,每次做 30 个或 5 分钟,持之以恒。

(2)每周更换高级尿袋。

(3)每天擦洗尿管,预防尿路感染。

(4)观察尿液量和颜色,如有异常及时就医。

(5)防止尿管脱落,尿袋液面不高于尿道口处。

26 胸腔引流管带管出院患者需要注意事项有哪些？

(1)妥善固定,避免脱落。如不慎脱出,立刻用纱布堵住穿刺点伤口,避免气胸。

(2)观察引流管颜色、量。

(3)定期更换敷料,观察穿刺点有无红肿渗出。

(4)患者憋气症状是否缓解。

27 子宫肌瘤患者行血管介入出院应注意什么？

患者应注意月经量、颜色、周期;饮食清淡,忌食辛辣、鱼虾等发性食物;定期复查;术后4~6周后可行性生活;注意观察分泌物的情况。

28 食管支架置入前可以正常饮食么？

术前晚正常饮食,晚上 12 点以后禁食水。

29 带 PTCD 引流管出院注意事项有哪些？

(1)PTCD 外引流每日观察引流量(正常 24 小时为不超过 800mL),引流液

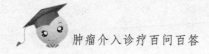

体颜色。

(2)PTCD 内外引流患者饭前半小时关闭引流,饭后夹闭 1 小时。

(3)妥善固定,防止导管滑脱。

(4)观察体温,体温大于 38℃或伴有寒战,及时就医。

(5)定期复查。

30 胃肠营养管植入带管如何护理?

(1)营养管内注入全流质食物,注入食物前后要用温开水冲洗干净管路。

(2)避免患者剧烈呕吐,防止导管呕出。

(3)妥善固定导管,定期更换粘膏。

(4)切勿将颗粒药物直接注入营养管内。

(5)给患者注入流质食物时,保持管路的密闭性,以免气体进入胃部,产生胃胀呃逆。

31 子宫腺肌症介入后出院如何护理?

(1)轻微的下腹痛或腰痛持续数天,个别患者持续更长时间,少量阴道出血,食欲差,均属于正常反应。

(2)术后 6 个月、1 年到门诊随诊,观察子宫、病灶吸收情况。

(3)注意个人卫生,术后 2 个月保持外阴清洁,避免盆浴,术后 1 个月禁止性生活,半年内避孕。

(4)加强营养,多吃含铁、蛋白质的食物,纠正贫血。

32 胆道支架植入术前患者应注意什么?

(1)术前 8 小时禁食水。

(2)术前 1 天做碘过敏实验。

(3)术前 2 天应用抗生素及维生素 K。

33 血管介入术后什么时间可以下床活动?

(1)在手术转天早上 5 点后由夜班护士给伤口换药后,确认伤口无青紫、无疼痛等不适。

(2)生命体征平稳,护士已撤除心电监护。

同时满足以上两点要求,方可下床活动,活动勿剧烈。

34 手术后可以吃饭和饮水吗?

血管介入术后一般不需要禁食、水。如果术后需要禁食、水,会有护士或医生提前通知患者,如果没有医护人员通知您禁食、水,术后也没有不适,即可吃饭饮水,但要注意少量多餐,以免引起腹胀等不适。

35 血管介入术后术侧的腿能怎么活动?

术后沙袋加压 4~6 小时,在此期间进行手术的腿尽量减少活动,如必须活动,请保持术侧腹股沟勿弯曲。撤除沙袋后,则可以左右翻身,但是翻身时,进行手术的那条腿的腹股沟仍然勿弯曲,术后 12 小时才可以在床上自由翻身活动,但活动不要剧烈。转日晨护士伤口换药后,若无异常方可下床活动。

36 术后为什么要吸氧?吸氧过程中有什么注意事项?

手术后的局部组织缺氧,只是患者没有任何不适感,低流量吸氧可保障局部组织的血氧含量,从而促进伤口愈合。吸氧过程中需要注意的是:

(1)不要随意调节氧气流量。

(2)吸氧过程中如有任何不适及时告知医护人员。

(3)吸氧过程中如需要喝水、吃饭请暂停吸氧,防止呛咳或者腹胀。

(4)注意用氧安全。不要在病室内吸烟或者用火。

37 术后为什么要接心电监护?接心电监护期间要注意什么?

术后接心电监护主要是为了监测生命体征,观察病情,及时发现异常,确保患者的安全。接心电监护期间需要注意:

(1)不要自行移动或者摘除电极片。

(2)避免在监护仪附近使用手机,以免干扰波形。

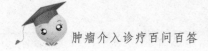

(3)如电极片周围皮肤出现痒痛等不适时及时告知医护人员。

(4)在医护人员没有摘除心电监护时,请不要离床活动。

(5)如果监护仪报警,请及时通知护士,不要自行触摸监护仪的电子屏幕。

(6)注意保护监护仪。

38 术后什么时候撤除心电监护?

在生命体征平稳的情况下,手术转天早上5点左右会有护士为患者撤除监护。如果患者血压、脉搏等有异常或者波动较大时,会适当延长监护时间,直至体征平稳。

39 术后能不能多留几名家属陪伴?

首先,手术是局部麻醉的,患者的意识也是清醒的,多留家属陪伴是不必要的,每床只留一名家属即可。其次,术后患者的免疫力较低,减少家属陪伴,可避免交叉感染。再者,术后患者需充分休息,以增强抵抗力早日出院。

40 子宫肌瘤行栓塞术后有什么特别的注意事项吗?

术后3个月禁止性生活及盆浴,术后3个月的月经仍不正常时应及时就诊。

41 针对术中用的化疗药物,术后需要注意什么?

(1)术后可能会出现骨髓抑制。监测血象,如白细胞低时应注意定时开窗通风,保持空气新鲜,减少家属探视,监测体温变化,以防感染。如血小板低时要注意减少活动避免磕碰,用软毛刷刷牙,拔针后延长按压时间;如血色素低时,多吃枣、红肉、阿胶、花生等升血食物。

(2)胃肠道反应。术后可能会出现恶心、呕吐等现象,要保持空气新鲜,减少刺激,少量多餐,进食清淡易消化食物,多吃新鲜蔬果。

(3)术后多饮水,促进化疗药物代谢。起床不可过急。

42 **血管介入术后会有什么不适或者并发症吗?**

(1)疼痛。与术中用药、使用造影剂及局部组织缺血水肿有关,可持续数小时或数天,患者不必过于担心,如果疼痛剧烈医生会开止疼药物对症处理。

(2)体温升高。发热是由于病变组织坏死吸收导致的吸收热或者机体对术中应用的药物或者栓塞剂的反应,不要过于担心,术后3~7天会恢复正常。

(3)胃肠道反应。可能会出现恶心、呕吐等不适,主要与术中应用的各种药物有关,所以术后请进清淡易消化的饮食。

43 **栓塞术后为什么会发烧? 术后发烧该怎么办?**

首先术后发热属于正常症状,发热是由于病变组织坏死吸收导致的吸收热或者机体对术中应用的药物或者栓塞剂的反应,不要过于担心,术后3~7天会恢复正常。

温馨提示

如患者的体温不超过38 ℃,且无明显不适,建议先进行物理降温,例如多喝热水发汗,用湿毛巾温水擦浴。如果体温超过38℃,或者感觉头痛等不适,医生会开退烧药进行药物降温。

44 **血管介入术后伤口有什么注意事项?**

介入术后伤口敷料如自觉潮湿或者被尿液污染时, 请及时告诉医护人员来换药,护士为伤口换药后,保持伤口敷料清洁干燥,术后第二天早上,护士会将伤口处敷料揭掉,保持伤口清洁干燥,勿沾水。

45 **术后什么时候可以洗澡?**

揭掉伤口敷料后两天,伤口愈合良好的情况下,方可洗澡。

46 **前列腺氩氦冷冻术后携带尿管有什么注意事项?**

(1)多饮水,每日饮水量达2000mL,保持尿色为淡黄色。

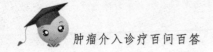

(2)离床活动时,先将尿袋从床上取下,勿牵拉尿管,防止脱出。

(3)下床活动时尿袋的位置不要高于膀胱或尿道口,防止尿液反流造成感染。

(4)保持尿管通畅,不要使尿管打折受压。

(5)勤观察尿色,如出现血尿,请及时告诉医生或护士。

(6)每日统计尿量,如果尿量过多或过少要及时告诉医护人员。

47 术后什么时候开始练习提肛运动和夹闭尿管?

术后 3 天,尿液颜色正常且尿道口没有渗液,也没有任何疼痛等不适时,会有护士指导患者进行提肛运动及夹闭尿管锻炼。

48 提肛运动怎么做?

(1)思想集中,收腹,慢慢吸气,同时用意念有意识地向上收提肛门。

(2)屏住呼吸并保持收提肛门 2~3 秒,然后慢慢呼气,全身放松,让肺部的空气自然呼出,静息 4~5 秒,再重复上述动作。

> **温馨提示**
>
> 提肛运动坐、卧、站立时均可进行;每次 20 或 30 个,循序渐进;锻炼中要避免急于求成,以感到舒适为宜,关键在于持之以恒。

49 夹闭尿管怎么做? 为什么要练习提肛运动和夹闭尿管?

使用塑料小帽(护士为患者准备)夹闭尿管,根据患者的憋尿耐受程度适时开放尿管,排放尿液。术后练习提肛运动及夹闭尿管主要是为了锻炼膀胱功能,防止拔除尿管后出现尿潴留或者尿失禁。

50 术后尿道口总是渗液怎么办?

出现此现象属于正常现象,不用过分担心。充分做好术前的准备工作,准备一包女士用的小护垫,如果出现渗液会有护士教患者怎么应用护垫。如渗液较多请及时更换护垫。

51 **术后出现阴囊青紫、肿胀怎么办？**

术后出现此现象属于正常现象,不用担心,可自行恢复。如果肿胀不严重,可以每晚睡前用热毛巾热敷一下阴囊处,但是要避免毛巾过烫,防止烫伤。如果肿胀程度较重,请护士用药物湿敷,缓解肿胀。

52 **非血管介入术后伤口有什么注意事项？**

术后伤口敷料请保持清洁干燥,如自觉潮湿、有渗血、渗液或者被污染时,请及时告诉医护人员换药。术后如无异常不需要换药,术后第二天护士为伤口揭帖,揭帖后保持伤口清洁干燥,勿沾水,揭掉伤口敷料后两天,伤口愈合良好的情况下,方可洗澡。

53 **非血管介入术后可以坐着吗？**

术后平卧位休息 4~6 小时,如果患者生命体征平稳,且没有其他不适,可半卧位或者坐在床上休息,但不能离床活动。在床上活动时一定要动作缓慢,勿剧烈,防止伤口出血。

54 **携带胆道引流管有什么注意事项？**

(1)床上活动勿剧烈,勿牵拉引流管,防止脱出。

(2)下床活动时引流袋的位置不要高于伤口敷料,防止引流液反流造成感染。

(3)保持尿管通畅,不要使引流管打折受压。

(4)注意观察引流液颜色、性质及引流量,如有异常,请及时告诉医护人员。

55 **骨水泥术后可以翻身活动吗？**

术后平卧位休息 6 小时,6 小时后可以轴线翻身活动,勿扭曲腰椎和胸椎。手术后转天早上 5 点,护士撤除心电监护后方可下床活动,下床活动动作要慢。尽量不要弯腰,保持躯干挺直。